W0255574

Unfälle beim Tauchen – Tel.-Nummern in der Bundesrepublik Deutschland, in Österreich und in der Schweiz

Bundesrepublik Deutschland:

0431/5409 1718 oder **1719**	Schiffahrtsmedizinisches Institut, Kiel (Diensthabenden Taucharzt verlangen)
oder:	
030/81004463 oder **426**	Institut für Hyperbare Medizin und Tauchmedizin, FU Berlin (Prof. Dr. med. S. John verlangen)
oder:	
0711/701070	DRF (Deutsche Rettungsflugwacht), Stuttgart

Österreich:

0316/3852205 oder **2795**	Krankenhaus Graz, Chirurgie-Ambulanz (Prof. Fries verlangen)

Schweiz:

01/474747	REGA Schweizerische Rettungsflugwacht, Einsatzleitung

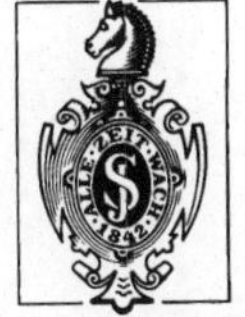

J. Lippmann S. Bugg

Handbuch für Tauchunfälle

Übersetzt und bearbeitet von
D. Brelowski und M. Hahn

Springer-Verlag
Berlin Heidelberg New York
London Paris Tokyo

John Lippmann
P.O. Box 381, Carnegie, Victoria 3163, Australia

Stan Bugg
32 Lamart Street, Strathmore, Victoria 3041, Australia

Übersetzer und Bearbeiter:

Doris Brelowski
Hof Altona, D-2430 Sierksdorf

Dr. rer. nat. M. Hahn
Humboldtstraße 10, D-4044 Kaarst 1

Titel der amerikanischen Ausgabe:
J. Lippmann, S. Bugg: The Diving Emergency Handbook.

ISBN 978-3-642-48969-3 ISBN 978-3-642-74418-1 (eBook)
DOI 10.1007/978-3-642-74418-1

CIP-Kurztitelaufnahme der Deutschen Bibliothek
Lippmann, John: Handbuch für Tauchunfälle / J. Lippmann, S. Bugg.
Übers. u. bearb. von D. Brelowski u. M. Hahn.
Berlin; Heidelberg; New York; London, Paris; Tokyo: Springer, 1989
ISBN 978-3-642-48969-3

NE: Bugg, Stan [Mitverf.]; Brelowski, Doris, Hahn, Max [Bearb.]

Satz: Elsner & Behrens GmbH, Oftersheim

2119/3140 - 5 4 3 2 1 0 - Gedruckt auf wasserfestem Papier

Geleitwort

Das vorliegende „Handbuch für Tauchunfälle“ füllt eine Lücke, die allen Zeugen eines Tauchunfalles bewußt ist.
Gerade weil Unfälle sich leider häufen, sind die Kenntnisse aus noch so guten Tauchsicherheits-Seminaren nicht mehr sofort greifbar.
Insofern stellt die nunmehr dritte überarbeitete Auflage eine hervorragende Bereicherung für die Erste Hilfe bei Tauchunfällen dar.
Das aus der Praxis abgeleitete Symptomen-Suchsystem bei Tauchunfällen erlaubt in der Notfallsituation schnell und mit hoher Sicherheit eine richtige Erkennung des Tauchunfallgeschehens.
Das Stichwort-System gewährleistet dann, anhand des Teiles B die Tauchunfallursache zu differenzieren und mit dem Symptomenvergleich eine optimale Erste Hilfe einzuleiten.
Wertvoll ist auch Teil C, der gut praxisbezogen das Erste-Hilfe-Handbuch für den Taucher komplettiert; dabei geben die von Hahn und Bühlmann errechneten Austauchtabellen größtmögliche Sicherheiten.
Ein Buch, das in dieser Aufmachung auf jede Tauchbasis und in die Hand eines jeden Tauchers gehört.

Prof. Dr. med. Siegfried John

Institut für Hyperbare Medizin und Tauchmedizin
der Freien Universität Berlin

Anmerkung der Autoren

Dieses Buch ist nicht als Textbuch über Tauchmedizin gedacht. Es gibt eine Fülle hervorragender Bücher, die dieses Gebiet bereits ausführlich behandeln. Unser Buch ist vielmehr dazu gedacht, Dir am Tauchplatz im Umgang mit Unfällen, die beim Tauchen auftreten, zu helfen. Das Kunststoffmaterial dieser Broschüre ermöglicht den Gebrauch bei Nässe, und die alphabetische Liste der Anzeichen und Symptome wird Dich, so hoffen wir, schnell zu einer richtigen Diagnose und anschließenden richtigen Erstversorgung hinführen.
Textbücher sind wichtig, da sie detaillierte Informationen und Erklärungen zu Unfallursachen, beteiligten physiologischen Prozessen und Behandlungsmethoden geben. Unser Buch enthält jedoch nur die notwendigsten Informationen, die zur Erleichterung der Erstversorgung benötigt werden. Denn wir meinen, daß ein Taucher, der mit der gedankenlähmenden Benommenheit kämpft, die auf eine Verletzung seines Tauchkameraden folgt, nicht an einer Erläuterung des Gesetzes von Boyle-Mariotte interessiert ist! Unter solchen Umständen verzögern dergleichen zusätzliche Informationen lediglich die Versorgung des Unfallopfers.
Dieses Buch ist das Ergebnis vieler Stunden der Forschung und Beratung mit einigen der weltweit führenden Fachleute der Tauchmedizin. Wir sind diesen Experten, die sich die Zeit nahmen, unser Manuskript zu überprüfen, Zusätze und Änderungen vorzuschlagen, zu großem Dank verpflichtet.
Wir hoffen inständig, daß Du dieses Buch nie zu dem Zweck benötigen wirst, für den es geschrieben wurde.

Übrigens, wir sind uns darüber im klaren, daß auch Frauen Tauchunfälle erleiden können, haben aber zwecks grammatikalischer Vereinfachung er, ihm, sein usw. anstatt er/sie, ihm/ihr usw. verwendet.

John Lippmann - Stan Bugg

Danksagung

Wir danken Dr. Des Gorman, Dr. Carl Edmonds, Dr. Janene Mannerheim, Dr. John Knight und Mr. John Pennefather sowohl für ihre Unterstützung als auch für ihre wertvollen Beiträge.
Frau Doris Brelowski, CMAS-VDST M2G, hat dieses Buch ins Deutsche übersetzt. Zusammen mit Dr. Max Hahn, CMAS-VDST M3, von dem auch der Text zu den Dekotabellen stammt, hat sie den Inhalt den Gegebenheiten Europas und den Erfordernissen der deutschen Sprache angepaßt. Wir danken unseren deutschen Tauchlehrer-Kollegen für diese umfangreiche Arbeit.
Weiterhin möchten wir die Beiträge von Dr. Struan Sutherland, Dr. Larry Light, Dr. Mark Faigman, Dr. David Parsons und der Royal Life Saving Society of Australia erwähnen. Herzlichen Dank an den National Safety Council of Australia (N.S.C.A.) für die finanzielle Unterstützung, an Angela Hoare für ihren unermüdlichen Kampf mit dem Manuskript und an David Bird für die juristische Beratung.

Tauchunfall im Ausland

Vor einem Tauchurlaub im Ausland empfiehlt es sich, Mitglied in einer Luftrettungs-Organisation zu werden, die rund um die Uhr einsatzbereit ist (z. B. DRF - Deutsche Rettungsflugwacht, Stuttgart). Jedem Taucher sollten der Standort und die Telefonnummer der nächstgelegenen, einsatzbereiten Druckkammer (möglichst mit Mehrpersonenkammer und Einschleuse-Möglichkeit für einen Arzt) bekannt sein.
Falls nach einem Tauchunfall eine Behandlung in einer Druckkammer notwendig ist, sollte der Verunfallte nach der Erstversorgung (s. Handbuch) bis zum Erreichen der Kammer möglichst mit 100% Sauerstoff beatmet werden.
Von einem Transport in einer Ein-Mann-Kammer ist abzuraten, da nach Ansicht der Fachleute die Risiken (z. B. Erbrechen mit Erstickungsgefahr, Frage des ausreichenden Luftvorrates für den Transport) erheblich größer sind als die Vorteile.
Der Verunfallte sollte von einem medizinisch kundigen Taucher/Tauchlehrer und von einer Person, die als Übersetzer fungieren kann, begleitet werden.

Es ist besonders wichtig, alle Angaben zum Tauchgang aufzuschreiben (Vorgeschichte, Hergang, Zeitangaben, Erste-Hilfe-Maßnahmen usw.).
Wenn vom Arzt im Ausland entschieden wird, daß der Patient im Heimatland weiterbehandelt werden muß, kann die DRF in Stuttgart (Tel.: 0711-701070) alarmiert werden. Aus Versicherungsgründen ist jedoch für den Rücktransport durch die DRF eine schriftliche Bescheinigung eines Arztes über die Notwendigkeit der Weiterbehandlung im Heimatland unbedingt erforderlich (Kostenübernahme)!
Ein Verzeichnis von Vorwahl-Telefonnummern aus dem Ausland in die Bundesrepublik Deutschland, nach Österreich und in die Schweiz befindet sich im Anhang auf Seite 60.

Haftungsausschlußerklärung

Die Empfehlungen, die in diesem Buch gegeben werden, sind zur Zeit der Veröffentlichung von einigen der führenden Fachleute für Unterwasser-Medizin anerkannt. Die Autoren betonen, daß die Behandlungsmethoden sich im Laufe der Zeit verändern können und daß sie niemals ohne Zusatz von, oder gar anstelle von ärztlicher Versorgung angewendet werden sollten. Der Benutzer wird darauf hingewiesen, daß dieses Buch eher die typischen als die maßgeblichen Anzeichen und Symptome auflistet. Deshalb kann nicht garantiert werden, daß Erste-Hilfe-Maßnahmen, die von nicht fachspezifisch ausgebildeten Personen aufgrund hier aufgeführter Anzeichen und Symptome vorgenommen werden, zum Erfolg führen. Jede Haftung des Verlages und der Autoren wird hiermit ausgeschlossen.

Inhaltsverzeichnis

Hinweise zur Benutzung dieses Buches:

1. Suche nach dem Anzeichen/Symptom im „Verzeichnis der Anzeichen und Symptome". Bestimme die mögliche(n) Erkrankung(en).
2. Schlage bei der/den möglichen Erkrankung(en) im Teil B, „Unfälle und Erkrankungen beim Tauchen", nach. Lies die Informationen über die mögliche(n) Erkrankung(en) unter Berücksichtigung ihrer Ursachen und anderer, damit verbundener Symptome.
3. Bestimme die am ehesten wahrscheinliche Erkrankung.
4. Leiste die angemessene Erste Hilfe.

Weitere Hinweise:

1. Wenn es schwierig ist, zwischen verschiedenen Erkrankungen zu unterscheiden, dann leiste die Erste Hilfe, die für die gefährlichere Erkrankung notwendig ist.
2. Sauerstoff (O_2) sollte gegeben werden, wann immer es möglich ist (s. S. 52).
3. Rufe möglichst sofort die Notruf-Telefonnummer an. Tel. 0431-5409 1718.
4. Die Anmerkungen mit der Aufschrift „Arzt" sind nur für Ärzte oder medizinisches Hilfspersonal bestimmt.

---

* Ein ausführliches Inhaltsverzeichnis befindet sich jeweils am Kapitelbeginn.

Teil A: Verzeichnis der Anzeichen, Symptome und möglichen Ursachen

Symptom:	Mögliche Erkrankung:
Angst, Nervosität	Außer Atem (Essoufflement), Tiefenrausch, Schock
Apathie, Verlangsamte Reaktionen	Dekompressionskrankheit, Hitzeerschöpfung/ Hitzschlag, Unterkühlung, Schock
Atembeschwerden	Barotrauma der Lunge, Dekompressionskrankheit, Kohlenmonoxidvergiftung, Kohlendioxidvergiftung, Beinahe-Ertrinken, Herzinfarkt, Salzwasser-Aspirations-Syndrom
Atemnot	Außer Atem (Essoufflement), Beinahe-Ertrinken, Barotrauma der Lunge, Dekompressionskrankheit, Kohlendioxidvergiftung, Kohlenmonoxidvergiftung, Salzwasser-Aspirations-Syndrom, Schock, Spontanpneumothorax
Aufstoßen	Magen-Darm-Barotrauma, Luft geschluckt
Ausschlag	Dekompressionskrankheit, Giftbisse oder -stiche, Kontakt mit Nesseltieren, Neopren-Allergie
Benommenheit	Arterielle Gasembolie, Dekompressionskrankheit, Barotrauma der Ohren, Hyperventilation, Tiefenrausch (wenn Symptom nur in der Tiefe auftritt), Panik, Alkoholeinfluß
Bewegungskoordinationsstörungen	Arterielle Gasembolie, Dekompressionskrankheit, Unterkühlung, Tiefenrausch (wenn Symptom nur in der Tiefe auftritt)

Symptom:	Mögliche Erkrankung:
Bewußtlosigkeit	s. hinterer Umschlagdeckel innen. Sauerstoffmangel beim Schnorchel-/Streckentauchen („Schwimmbad-Blackout"), Arterielle Gasembolie, Dekompressionskrankheit, Tiefenrausch, Außer Atem (Essoufflement), Barotrauma der Lunge, Kohlendioxidvergiftung, Kohlenmonoxidvergiftung, Schock, Hitzeerschöpfung/Hitzschlag, Karotis-Sinus-Syndrom, Gehirnerschütterung/Schädelbruch
Bewußtseinsverlust	s. hinterer Umschlagdeckel innen
Biß- und Schnittwunden	Biß von Conger, Muräne, Hai, Barrakuda, Schnitte von Korallen, Wrackteilen, Bootsschrauben
Bißstellen/Stichstellen	Giftbisse oder -stiche (z. B. Petermännchen, Rochen)
Blähungen	Magen-Darm-Barotrauma
Blässe	Hitzeerschöpfung/Hitzschlag, Unterkühlung, Schock
Blaue Flecken am Körper	Prellungen/Quetschungen
Blaue Flecken im Gesicht	Barotrauma der Gesichtsregion (Masken-Unterdruck), Gummi-Allergie
Blaue Lippen/ Blaue Haut (Zyanose)	Kohlenmonoxidvergiftung, Herzinfarkt, Barotrauma der Lunge, Beinahe-Ertrinken, Unterkühlung, Salzwasser-Aspirations-Syndrom
Blutung	- *aus großer Wunde:* Schnitte von Wrackteilen/Bootsschraube, Explosion von Preßluft-Gerätschaften, Bisse von großen Fischen - *aus dem Mund:* Barotrauma der Lunge, Barotrauma der Ohren, Nasennebenhöhlen-Barotrauma, Barotrauma der Zähne - *aus der Nase:* Nasennebenhöhlen-Barotrauma, Barotrauma der Ohren - *aus den Ohren:* Barotrauma der Ohren - *im Speichel:* Beinahe-Ertrinken, Barotrauma der Lunge, Nasennebenhöhlen-Barotrauma

- *im Stuhlgang:* Dekompressionskrankheit
- *im Urin:* Dekompressionskrankheit

Brennen, Kribbeln, Prickeln der Haut	s. Kribbeln, Jucken
Brennender Schmerz auf der Haut	Kontakt mit Nesseltieren (z. B. Quallen)
Druckausgleichsschwierigkeiten	Barotrauma der Ohren
Durchfall	Dekompressionskrankheit, Schock
Durst	Flüssigkeitsverlust durch Tauchen, Hitzeerschöpfung/Hitzeschock, Schock, Alkoholeinfluß
Engegefühl im Hals, Schluckbeschwerden	Barotrauma der Lunge
Erbrechen	Kohlenmonoxidvergiftung, Dekompressionskrankheit, Barotrauma der Ohren, Schock, Gehirnerschütterung
Flüssigkeitsaustritt aus dem Ohr	Barotrauma der Ohren, Schädelbruch
Gedächtnisverlust	Arterielle Gasembolie, Kohlenmonoxidvergiftung, Dekompressionskrankheit, Tiefenrausch (wenn Symptom nur in der Tiefe auftritt)
Gefühllosigkeit, Taubheit, Starre von Gliedmaßen	Arterielle Gasembolie, Dekompressionskrankheit, Unterkühlung
Gelenkschmerzen	Dekompressionskrankheit
Gleichgewichtsstörungen	Barotrauma des Innenohrs, Arterielle Gasembolie, Kohlendioxidvergiftung, Kohlenmonoxidvergiftung, Dekompressionskrankheit, Schock
Halluzinationen	Drogen/Medikamente, Tiefenrausch (wenn Symptom nur in der Tiefe auftritt)
Herzrhythmusstörungen	Arterielle Gasembolie, Karotis-Sinus-Syndrom, Dekompressionskrankheit, abschwellende Mittel (z. B. Nasentropfen), Herzinfarkt, Hitzeerschöpfung/Hitzschlag, Unterkühlung, Barotrauma der Lunge, Schock

Symptom:	Mögliche Erkrankung:
Herzstillstand	s. hinterer Umschlagdeckel innen
Hitzewellen	Salzwasser-Aspirations-Syndrom
Hitzewellen, Kälteschauer	Beinahe-Ertrinken, Salzwasser-Aspirations-Syndrom
Hochröte	Kohlenmonoxidvergiftung, Hitzeerschöpfung/Hitzschlag, Kohlendioxidvergiftung
Hörverlust	s. Taubheit
Husten	Barotrauma der Lunge, Dekompressionskrankheit, Beinahe-Ertrinken, Salzwasser-Aspirations-Syndrom, Spontanpneumothorax
Jucken	s. Kribbeln, Jucken
Kalte, feuchte Haut	Unterkühlung, Schock
Kippen auf eine Seite	Arterielle Gasembolie, Dekompressionskrankheit, Barotrauma der Lunge
Klingeln/Rauschen/Zischen in den Ohren	Dekompressionskrankheit, Barotrauma der Ohren
Knisternde Haut/Hautemphysem	(im Brust-, Nacken- oder Halsbereich) Barotrauma der Lunge (im Gesichtsbereich) Barotrauma der Zähne
Kopfschmerzen	Barotrauma der Nasennebenhöhlen, kaltes Wasser, Kohlendioxidvergiftung, Hitzeerschöpfung/Hitzschlag, zu enge Kopfhaube/Maskenband, „Kieferverkrampfung" (d.h. zu starkes und langandauerndes, krampfhaftes Beißen auf das Mundstück des Lungenautomaten/Schnorchels), Dekompressionskrankheit, Arterielle Gasembolie, Kohlenmonoxidvergiftung, Alkoholeinfluß, Gehirnerschütterung
Kribbeln, Jucken	Dekompressionskrankheit (Taucherflöhe), Stichverletzung durch Meerestiere, Kontakt mit Nesseltieren, Neoprenallergie, engsitzender Neoprenanzug, Arterielle Gasembolie, Hyperventilation

Lähmungen	Arterielle Gasembolie, Dekompressionskrankheit
Langsamer Puls	Karotis-Sinus-Syndrom, Unterkühlung
Luftnot	s. Atemnot
Magenkrämpfe	Magen-Darm-Barotrauma, Dekompressionskrankheit, Hitzeerschöpfung/Hitzschlag
Magenschmerzen	s. Magenkrämpfe
Marmorierte/fleckige Haut	Dekompressionskrankheit, Unterkühlung, Giftbisse oder -stiche
Muskelkrämpfe	Arterielle Gasembolie, Hyperventilation, Kohlendioxidvergiftung, Dekompressionskrankheit, Epilepsie
Muskellähmung	Dekompressionskrankheit, Arterielle Gasembolie
Ohnmacht	s. Bewußtlosigkeit
Ohrenschmerzen	Barotrauma der Ohren, „Kieferverkrampfung" (d. h. zu starkes und langandauerndes, krampfhaftes Beißen auf das Mundstück des Lungenautomaten/Schnorchels)
Prickeln	s. Kribbeln, Jucken
Puls	- schnell und schwach: Schock, Hitzeerschöpfung/Hitzschlag - langsam und schwach: Karotis-Sinus-Syndrom, Unterkühlung
Rasender Puls	Hitzeerschöpfung/Hitzschlag, Schock
Rote Augen	Barotrauma der Gesichtsregion (Masken-Unterdruck)
Rote Lippen	Kohlenmonoxidvergiftung, Gummiallergie (Mundstück)
Rückenschmerzen	Mögliche Ursachen sind u. a. Dekompressionskrankheit, Muskelzerrung/Überanstrengung
Schaum vor dem Mund	Beinahe-Ertrinken, Barotrauma der Lunge

Symptom:	Mögliche Erkrankung:
Schluckbeschwerden	Dekompressionskrankheit, Barotrauma der Lunge
Schmerzen	Dekompressionskrankheit, Barotrauma der Ohren, Giftbisse oder -stiche, Kontakt mit Nesseltieren, Prellungen/Quetschungen, Beinahe-Ertrinken
Schmerzen im Brustbereich	Dekompressionskrankheit, Herzinfarkt, Barotrauma der Lunge, Salzwasser-Aspirations-Syndrom
Schnittwunde	s. Biß- und Schnittwunden
Schock	s. S. 39
Schrei, nach Luft schnappen, Stöhnen beim Auftauchen	Arterielle Gasembolie, Beinahe-Ertrinken
Schüttelkrämpfe	Arterielle Gasembolie, Dekompressionskrankheit, O_2-Vergiftung (wenn O_2 zum Tauchen verwendet wurde)
Schwäche	Dekompressionskrankheit, Unterkühlung, Kohlenmonoxidvergiftung, Giftbisse oder -stiche, Barotrauma der Lunge, Alkoholeinfluß, Schock
Schwellungen (im Brust-, Nacken-, Hals- oder Gesichtsbereich)	Barotrauma der Lunge, Barotrauma der Zähne (wenn nur im Gesichtsbereich)
Schwindel	Innenohr-Barotrauma, Dekompressionskrankheit, Arterielle Gasembolie, Kohlendioxidvergiftung, Kohlenmonoxidvergiftung, Karotis-Sinus-Syndrom, Schock, Schwindel durch ungleichmäßigen Druckausgleich
Sehstörungen	Arterielle Gasembolie, Dekompressionskrankheit
Spannungs-/ Druckgefühl im Gesicht	Barotrauma der Gesichtsregion (Masken-Unterdruck), Gummiallergie (Maske)
Sprachschwierigkeiten	Unterkühlung, Arterielle Gasembolie, Dekompressionskrankheit

Steifheit von Gliedmaßen	Unterkühlung, Dekompressionskrankheit
Stichstellen	s. Biß- und Stichstellen
Stimmveränderungen	Arterielle Gasembolie, Dekompressionskrankheit, Barotrauma der Lunge
Striemen	Kontakt mit nesselnden Tieren, Neoprenallergie, Barotrauma der Haut (Unterdruck im Tauchanzug)
Stuhlgang	s. Urin/Stuhlgang
Taubheit, Hörsturz	Dekompressionskrankheit, Barotrauma des Innenohrs
Übelkeit	Seekrankheit, Kohlendioxidvergiftung, Kohlenmonoxidvergiftung, Dekompressionskrankheit, Barotrauma der Ohren, Giftstich (z. B. vom Rochen), Magen-Darm-Barotrauma, Schock, Salzwasser-Aspirations-Syndrom, Alkoholeinfluß, Schwindel durch ungleichmäßigen Druckausgleich, Gehirnerschütterung
Urin/Stuhlgang	(Verlust der Kontrolle über Wasserlassen/Stuhlgang): Dekompressionskrankheit, Arterielle Gasembolie
Verwirrtheit, Desorientiertheit	Arterielle Gasembolie, Kohlenmonoxidvergiftung, Karotis-Sinus-Syndrom, Dekompressionskrankheit, Unterkühlung, Tiefenrausch (wenn Symptom nur in der Tiefe auftritt), Barotrauma der Lunge, Schock
Wunde mit zerfetzten Rändern	Bisse von Fischen, Stich vom Stachelrochen
Zahnschmerzen	Barotrauma der Zähne, Barotrauma der Nasennebenhöhlen
Zittern	Unterkühlung, Salzwasser-Aspirations-Syndrom
Zuckende Lippen	Arterielle Gasembolie, Unterkühlung, Sauerstoffvergiftung (wenn O_2 zum Tauchen verwendet wurde)
Zyanose	s. Blaue Lippen/Blaue Haut

Teil B: Unfälle und Erkrankungen beim Tauchen

Alkoholeinfluß

Ursache:

Konsum von Alkohol vor dem Tauchen, auch am Vorabend eines Tauchtages

Anzeichen und Symptome:

Unwohlsein, Übelkeit, Kopfschmerzen
Durst, Appetitlosigkeit
Schnelles Frieren im Wasser
Allgemeines Schwächegefühl
Blässe
Konditionsmängel beim Schwimmen
Verminderte Kritikfähigkeit, Wahrnehmungsfähigkeit, Reaktionsfähigkeit
Erhöhte Anfälligkeit für Tiefenrausch
Erhöhte Anfälligkeit für Dekompressionskrankheit

Vorbeugung und Erste Hilfe:

- Verzicht auf den Tauchgang
- Versuchen, den/die alkoholisierten Partner vom Tauchen abzubringen
- Falls das nicht gelingt, keinen tiefen oder anstrengenden Tauchgang machen
- Sicherheitsregeln besonders genau beachten
- Partner unter Wasser gut beobachten
- Auf keinen Fall dekopflichtigen Tauchgang machen
- Nicht zögern, den Tauchgang bei Anzeichen von Konditionsmängeln oder Frieren bzw. anderen Gefahren zu beenden

Arterielle Gasembolie

Arterielle Gasembolie kann einerseits als Folge von Lungenüberdruck, andererseits als Folge ungenügender Dekompression auftreten.

Ursachen:

- *Anhalten des Atems* beim Aufstieg
- Sehr schneller Aufstieg mit *ungenügender Ausatmung*
- *Lufteinschluß* in der Lunge wegen Asthma, Schleim, Einatmen von Wasser, Stimmritzenkrampf, Husten oder Erkältung
- Venöse Gasblasen, die die Lunge bereits passiert haben und in das arterielle System übergetreten sind

Arterielle Gasembolie kann nach einem normalen Aufstieg auftreten. Tauchen mit Husten oder Erkältung erhöht das Risiko einer arteriellen Gasembolie.

Anzeichen und Symptome:

Treten meistens innerhalb von 5 Minuten nach dem Auftauchen auf
Schrei, Schnappen nach Luft, Stöhnen beim Auftauchen
Kopfschmerz
Benommenheit
Verwirrtheit/Desorientiertheit
Schwäche/Koordinationsstörungen
Taubheit/Kribbeln, Prickeln, Brennen der Haut
Sprach-/Sehstörungen
Schüttelkrämpfe
Lähmungen
Bewußtlosigkeit
Tod

Symptome eines Lungenüberdruckunfalls können ebenfalls auftreten

Erste Hilfe: muß schnell erfolgen

- Überprüfe das Bewußtsein, Atmung und Puls und ergreife Wiederbelebungsmaßnahmen, wenn nötig (s. hintere Umschlagseite innen)
- Patienten auf linke Seite legen, Kopf tiefer lagern. Wenn Herzmassage notwendig oder wenn Patient Atemnot hat, flach auf den Rücken legen

und Atemwege freihalten (Kopf überstrecken)
- 100% Sauerstoff geben
- Schockbehandlung
- Transport zu einer Dekompressionskammer veranlassen. Rufe 0431-5409 1718 an
- Sofort ärztliche Hilfe anfordern (Arzt soll 0431-5409 1718 anrufen)
- Gabe von alkoholfreien, nicht säurehaltigen Getränken, falls der Patient es wünscht und wenn das Bewußtsein stabil ist
- Alle Angaben zum Tauchgang aufschreiben, auch Ablesungen von Instrumenten, z. B.elektronischen Dekompressiometern
- Aufschreiben, welche Erste Hilfe angewandt wurde und wie der Patient darauf reagierte. Notizen s. auch S. 56-58

Anmerkung:

Der Patient sollte auf jeden Fall ärztlich behandelt werden, auch wenn er anscheinend wieder beschwerdefrei ist.

Arzt:

So früh wie möglich Infusion mit physiologischer Lösung anlegen.

Außer Atem (Essoufflement)

Ursachen:

Schnelles, flaches Atmen beim Gerätetauchen durch:
- Angst
- mangelnde körperliche Kondition
- zu viel Blei
- Überanstrengung durch zu hohes Schwimmtempo
- Erschöpfung bei starker Strömung
- Defekte am Lungenautomaten oder Tauchgerät (selten)

Anzeichen und Symptome:

Schnelle Atmung
Ungenügende Ausatmung bei voll aufgepumpter Lunge
Hektische Bewegungen
Angstvoller, unkonzentrierter Blick
Anzeichen einer beginnenden Panik
Plötzlicher, panikartiger Aufstieg
Bewußlosigkeit

Erste Hilfe:

- Sofort stoppen
- Partner halten, Absacken verhindern, Partner beruhigen/in die Augen sehen
- Zeit zum Erholen geben
- Atmung beobachten, o.k.-Zeichen abfragen
- Tauchgang *langsam* fortsetzen, falls Partner erkennbar erholt und dazu in der Lage ist
- Falls Atmung nicht normal wird, langsam gemeinsam aufsteigen
- Bei „Panik-Aufstieg" des Partners langsam auftauchen (Aufstiegstempo und Dekozeiten beachten!), Partner an der Oberfläche versorgen, seine Weste aufblasen
- Bei Bewußtlosigkeit den Partner an die Oberfläche bringen, auf das Boot bzw. an Land transportieren und Erste Hilfe leisten (s. hintere Umschlagseite innen)

Falls auch der Retter zu schnell aufsteigen mußte, muß er in Abhängigkeit vom Zustand seines Partners entscheiden, ob er selbst wieder abtauchen kann, um unterlassene Dekompression nachzuholen (siehe: „Vorgehen nach unterlassener/unterbrochener Dekompression", S. 46)

Barotrauma der Gesichtsregion/ Maskenregion

Ursache:

Der Druck innerhalb der Tauchmaske wurde dem Umgebungsdruck nicht angepaßt.

Anzeichen und Symptome:

Spannungsgefühl im Gesicht
Rote Stellen/Striemen im Gesicht
Rote Augen (Bindehautblutung)
Veränderung des Sehvermögens (selten)

Erste Hilfe:

- Druckausgleich in der Maske herstellen
- Zu festes Maskenband lockern
- Nicht mehr tauchen, bis die Verletzung verheilt ist
- Bei Veränderung des Sehvermögens Arzt aufsuchen, um evtl. Blutungen ins Auge abzuklären

Barotrauma der Lunge (Lungenüberdehnung/Lungenriß)

Ursachen:

- *Atem* anhalten beim Aufstieg
- Schneller Aufstieg mit *nicht ausreichender Ausatmung*
- *Einschluß von Luft* in der Lunge aufgrund von Asthma, Schleim, Einatmen von Wasser, Stimmritzenkrampf, Erkältung oder Husten

Anzeichen und Symptome:

Atemnot
Schmerzen in der Brust
Husten (manchmal blutiger Schaum/blutige Spucke)
Blaue Lippen/blaue Haut (Zyanose)
Schock
Herzrhythmusstörungen/unregelmäßiger Herzschlag
Herzanfall/Herzinfarkt
Knisternde Haut im Schlüsselbein-/Schulterbereich
Stimmveränderungen
Völlegefühl/blockiertes Gefühl in der Kehle

Schluckbeschwerden
Hinüberlehnen zur betroffenen Seite
Wenig Bewegung des Brustkorbes auf der betroffenen Seite
Verkrümmte/verbogene Luftröhre

Alle Symptome einer arteriellen Gasembolie können auftreten

Erste Hilfe:

- Taucher an der Oberfläche stabilisieren (Weste aufblasen), Transport zum Boot/an Land
- Laufend Bewußtsein, Atmung und Puls überprüfen. Wiederbeleben, wenn notwendig (s. hintere Umschlagseite innen)
- Patient auf linke Seite legen, Kopf tief lagern. Wenn Herzmassage durchgeführt werden muß oder wenn der Patient Atembeschwerden hat, flach auf den Rücken legen und Atemwege frei halten (Kopf überstrecken)
- 100% Sauerstoff geben
- Schockbehandlung
- Transport zu einer Dekompressionskammer veranlassen. Rufe 0431-5409 1718 an
- Sofort ärztliche Hilfe anfordern (Arzt soll 0431-5409 1718 anrufen)
- Alkoholfreie, säurefreie Getränke je nach Wunsch des Patienten geben (nur wenn sein Bewußtsein stabil erscheint)
- Alle Angaben zum Tauchgang aufschreiben. Notizen s. auch S. 56-58
- Aufschreiben, welche Erste Hilfe gegeben wurde und wie der Patient auf die Erste Hilfe reagierte
- Schriftliche Informationen dem Patienten mitgeben
- Eventuell verwendete Dekompressiometer *nicht* abschalten und mitgeben

Anmerkung:

Patient sollte auf jeden Fall ärztlich behandelt werden, auch wenn er anscheinend wieder beschwerdefrei ist.

Arzt:

- So früh wie möglich Infusion mit physiologischer Lösung anlegen
- Wenn angezeigt, Pleura-Drainage wegen Spannungspneumothorax anlegen

Barotrauma der Magen-Darm-Region (Magen-Darm-Barotrauma)

Ursachen:

Gasansammlung im Magen-Darm-Bereich durch:
- verschluckte Luft
- Gase, die nach dem Konsum bestimmter Nahrungsmittel und Getränke entstehen

Anzeichen und Symptome:

Magenschmerzen/Krämpfe
Aufstoßen
Blähungen
Gelegentlich Atembeschwerden

Erste Hilfe:

- Den Aufstieg stoppen
- Sich möglichst weitgehend entspannen, etwas zurücklehnen
- Gase auf natürlichem Wege entweichen lassen
- Weiter aufsteigen, wenn Erleichterung verschafft ist

Barotrauma der Nasennebenhöhlen

Ursachen:

Unvollständiger Druckausgleich wegen Verstopfung der Zugänge zu den Nasennebenhöhlen durch
- geschwollene Schleimhäute (Erkältung, Allergie, Reizung)
- anatomische Mißbildung (Deformation)

Anzeichen und Symptome:

Schmerz, der mit zunehmender Tiefe zunimmt und dann aufhört.
Kann auch beim Auftauchen auftreten
Blut-/Schleimaustritt aus der Nase
Kopfschmerzen, scheinbare Zahnschmerzen

Erste Hilfe:

- Schmerzmittel nach Anweisung auf der Packung
- Abschwellende Mittel
- Ärztlichen Rat holen

Barotraumata der Ohren

(1) Barotrauma des Mittelohres

Verursacht beim Abtauchen ohne ausreichenden Druckausgleich durch:
- mangelnde Druckausgleichstechnik
- Tauchen bei Erkältung, Heuschnupfen oder Grippe
- zu schnelles Abtauchen

Verursacht beim Aufstieg durch:
- Anschwellen des Gewebes, das das Mittelohr auskleidet, nach unvollständigem Druckausgleich beim Abtauchen
- nachlassende Wirkung abschwellender Medikamente
- zu schnellen Aufstieg

Anzeichen und Symptome:

Taubes Gefühl im Ohr
Schmerz
Trommelfellriß
Schwindel/Gleichgewichtsstörungen
Übelkeit, Erbrechen
Ohrgeräusche
Hörverlust
Bluten aus der Nase, dem Mund oder den Ohren

Erste Hilfe:

- Langsam aufsteigen
- Sterile Abdeckung über das Ohr legen
- Schmerzmittel entsprechend den Anweisungen auf der Packung
- Abschwellende Mittel geben
- Taucharzt aufsuchen

Anmerkung:

Falls Schwindel, Hörverlust oder Ohrgeräusche bestehen bleiben, sofort Taucharzt/Hals-Nasen-Ohren-Arzt aufsuchen.

(2) Barotrauma des Außenohres

Verursacht durch Verschluß des äußeren Gehörganges beim Abtauchen wegen:
- engsitzender Kopfhaube
- Verwendung von Ohrenstöpseln
- Maskenband über dem Ohr

Anzeichen und Symptome: (normalerweise leicht)

Schmerz im Ohr, der durch Druckausgleich nicht behoben werden kann
Bluten aus dem Ohr
Symptome wie beim Barotrauma des Mittelohres können auftreten, wenn das Trommelfell reißt

Erste Hilfe:

Wie beim Barotrauma des Mittelohres

(3) Barotrauma des Innenohres

Ursachen:

- Druckausgleich wird zu schlagartig durchgeführt
- Schweres Barotrauma des Mittelohres
- Zu schneller Abstieg oder Aufstieg

Anzeichen und Symptome:

Schwindel/Gleichgewichtsstörungen
Übelkeit, Erbrechen
Ohrgeräusche
Hörverlust
Wenn das Trommelfell zusätzlich gerissen ist, kann Ausfluß/Blut aus dem Ohr austreten

Erste Hilfe:

- Hinsetzen, ruhig verhalten
- Keine weiteren Versuche, Druckausgleich zu machen
- Vermeide Anstrengung, Husten, Niesen/Schneuzen, Vor- und Zurücklehnen
- Taucharzt oder Hals-Nasen-Ohren-Arzt sofort aufsuchen

(4) Schwindel durch ungleichmäßigen Druckausgleich

Ursachen:

Störungen des Gleichgewichtsorganes im Innenohr durch ungleichmäßige Druckverteilung wegen:
- Verschluß der Eustach'schen Tuben
- ungleichen Drücken in den Mittelohren

Anzeichen und Symptome:

Schwindel
Übelkeit

Erste Hilfe:

- Nicht weiter abtauchen/aufsteigen
- Druckausgleich richtig durchführen
- Langsam aufsteigen

Barotrauma der Zähne

Ursache:

Lufteinschluß in einem Zahn unter einer Füllung

Anzeichen und Symptome:

Zahnschmerzen
Bluten
Beschädigter Zahn

Erste Hilfe:

- Schmerzmittel entsprechend den Anweisungen auf der Packung
- Besuch beim Zahnarzt

Anmerkung:

Schmerzen in den oberen Zähnen sind oft Symptom eines Barotraumas der Nasennebenhöhlen.

Beinahe-Ertrinken

Ursache:

Einatmen von Wasser in die Lunge

Anzeichen und Symptome:

Husten
Atemnot
Schmerz in der Brust
Blaue Lippen und Zunge/blaue Haut
Schaum vor dem Mund
Schock
Bewußtlosigkeit
Zusammengebissene Zähne/Kieferkrampf
Keine Atmung
Kein Puls

Erste Hilfe:

- Bei Atemstillstand bereits im Wasser mit der Atemspende beginnen
- Taucher aus dem Wasser holen
- Patient auf die Seite legen, damit Wasser ablaufen kann, Kopf überstrecken, Atemwege säubern/frei machen (künstl. Gebiß?)

Wenn Patient bewußtlos: Siehe hintere Umschlagseite innen.

Wenn Patient bei Bewußtsein:
- Sauerstoff (O_2) geben
- Schockbehandlung
- Krankenwagen rufen
- Patient muß im Krankenhaus 24-48 Std. beobachtet werden

Biß- und Schnittwunden

Ursachen:

Bißverletzungen von großen Fischen durch
- Barrakuda-/Haiangriff
- Provokation eines Congers/einer Muräne

Schnittverletzungen durch
- Kontakt der ungeschützten Haut mit scharfen Korallen
- Festhalten oder Entlangstreifen an scharfkantigen, ggf. rostigen Wrackteilen
- Abrutschen beim Hantieren mit dem Tauchermesser
- Kontakt mit laufender Bootsschraube

Anzeichen und Symptome:

Bißwunde/Schnittwunde
Unter Wasser: Blut entweicht als schwarzer Faden
Zunächst kaum Blutung, außer wenn großes Blutgefäß betroffen
Blässe
Blutung setzt bei tiefen Schnitten/Bissen nach kurzer Zeit ein
Schock

Erste Hilfe:

- Verletzten Körperteil hochlagern
- Wunde desinfizieren
- Sterilen Wundverband anlegen
- Bei starker oder spritzender Blutung: s. S. 24
- Schockbehandlung
- Schnitte von Korallen: s. Anmerkung
- Ärztlichen Rat holen
- Bei schwerer Verletzung Transport zum Arzt/ins Krankenhaus

Anmerkung (bezügl. Schnitten von Korallen):

Schnitte von Korallen können schwere Sekundärinfektionen verursachen, wenn sie nicht richtig behandelt werden. Säubere die Wunde gründlich, so bald wie möglich. Antiseptisches Mittel verwenden und alle Fremdkörper entfernen. Trage ein antibiotisches Puder oder Salbe auf (z. B. Neomycin) oder ein Jodpräparat, wenn kein antibiotisches Mittel zur Verfügung steht.

Blutung (stark/spritzend)

Anzeichen und Symptome:

Große/zerfetzte Wunden/Verletzungen
Starke Blutung, evtl. spritzender Strahl
Schock
Bewußtlosigkeit
Tod (kann innerhalb von Minuten auftreten)

Erste Hilfe: muß schnell erfolgen

- Direkt auf die Wunde drücken (Druckverbandspäckchen, Mullbinde oder Bandage verwenden)
- Druckverband anlegen, wenn nötig (s. Anmerkung 2)
- Wunde hochlagern
- Atemspende/Herzmassage anwenden, falls notwendig (s. hintere Umschlagseite innen)
- Schockbehandlung (s. S. 39)
- Patient möglichst wenig bewegen (s. Anmerkung 1)
- Krankenwagen rufen

Anmerkung 1

Wenn ein Transport des Patienten unvermeidlich ist, sollte dies liegend, wenn möglich mit hochgelagerten Beinen geschehen. Mit dem Patienten sollte sehr vorsichtig umgegangen werden, um eine Vertiefung des Schockzustandes zu vermeiden.

Anmerkung 2

Eine Abbindung sollte nur als letztes Mittel angewandt werden. Wenn abgebunden wird, muß die Abbindung alle 20 Min. gelockert werden, um etwas Durchblutung zu ermöglichen. Nur wieder anlegen, wenn es notwendig ist.

Dekompressionskrankheit

Die Dekompressionskrankheit wird durch Stickstoffbläschen verursacht, die in unserem Körper ausgeperlt sind. Sie tritt oft auf, wenn die Zeiten auf den Dekompressionstabellen oder Anzeigen auf Dekompressiometern überschritten wurden. Sie kann jedoch auch nach Tauchgängen innerhalb der Nullzeit auftreten.
Die folgenden Risikofaktoren können dazu beitragen, daß eine Person die Dekompressionskrankheit bekommt, obwohl die Zeiten auf den Tabellen oder die Anzeigen auf Dekompressiometern korrekt eingehalten wurden.

- Alter - das Risiko steigt mit dem Alter
- Fettsucht, Fettleibigkeit
- Mangelnde Kondition
- Körperliche Anstrengung vor, während oder nach dem Tauchen
- Konsum von Alkohol oder bestimmten Drogen bzw. Medikamenten
- Kaltes Wasser
- Krankheit oder Verletzung
- Ermüdung
- Flüssigkeitsmangel
- Frauen können anfälliger sein, z. B. bei gleichzeitiger Einnahme von Kontrazeptiva („Pille") und starkem Rauchen
- Dekompressionstauchgänge
- Wiederholungstauchgänge
- Fliegen nach dem Tauchen
- Nach neuen Erkenntnissen erhöhen Infektionen (auch leichte, wie z. B. Erkältungen) das Risiko einer Dekompressionskrankheit

Anmerkung

Nach dem derzeitigen Wissensstand ist es unmöglich, einen „Risikotauchgang" zu definieren. Deshalb sollte die Möglichkeit einer Dekompressionskrankheit niemals ausgeschlossen werden, nur weil ein Tauchgang der allgemeinen Meinung nach als sicherer Tauchgang eingeschätzt wird.

Anzeichen und Symptome:

Obwohl diese normalerweise innerhalb von 6 Stunden nach dem Tauchgang erscheinen, können sie bis zu 24-48 Stunden nach dem Tauchgang auftreten. Die am häufigsten vorkommenden Anzeichen/Symptome der

Dekompressionskrankheit sind Unwohlsein und extreme Müdigkeit (Lethargie).
Obwohl die Symptome oft verschwinden, können sie ernste Folgen haben (z. B. Knochennekrose), besonders, wenn sie unbehandelt bleiben.

Häufige Anzeichen und Symptome:
Extreme Müdigkeit (Lethargie)
Unwohlsein
Kribbelnde, prickelnde Empfindungen (Taucherflöhe)
Schmerzen in oder nahe bei einem Gelenk
Schmerzen in der Muskulatur (wie Muskelkater)
Taubes Gefühl (Haut/Gliedmaßen)
Schwäche
Brust-, Leib- oder Rückenschmerzen

Weitere Anzeichen und Symptome:
Schwindel/Gleichgewichtsstörungen
Kopfschmerzen
Übelkeit, Erbrechen
Bewegungskoordinations-Störungen
Atemnot, Erstickungsgefühl
Husten, Schmerzen unter dem Brustbein
Lähmungen
Harnverhalten/Schwierigkeiten beim Wasserlassen
Ohrgeräusche/Hörverlust
Krämpfe
Sehstörungen
Marmorierte Haut/Hautflecken
Jucken
Schwellungen/„Orangenhaut“
Schock
Bewußtlosigkeit
Tod

Erste Hilfe:

- Bewußtsein, Atmung und Puls laufend prüfen und wiederbeleben, falls nötig (s. hintere Umschlagseite innen)
- Patient auf linke Seite legen, Kopf tief lagern (s. S. 61)
- Atemwege freihalten (Kopf überstrecken)
- 100% Sauerstoff geben
- Schockbehandlung
- Ärztliche Hilfe anfordern (Arzt soll 0431-5409 1718 anrufen)

- Transport zu einer Dekompressionskammer veranlassen. Rufe 0431-5409 1718 an.
- Wenn Patient bei Bewußtsein und stabil, zum Trinken alkoholfreier, säurefreier Getränke anhalten (s. Anmerkung)
- Menge und Art der Flüssigkeit, die der Patient getrunken hat, aufschreiben
- Prüfen, ob die Blase überfüllt ist (Schmerz bei Druck auf die Blasengegend). Aufschreiben, ob und wieviel Urin Patient gelassen hat (s. Anmerkung)
- Tauchprofil, vorangegangene Tauchgänge (48 Std.), Dekostufen und Erste-Hilfe-Maßnahmen aufschreiben. Notizen s. auch S. 56-58
- Schriftliche Informationen dem Patienten mitgeben
- Eventuell verwendete Dekompressiometer *nicht* abstellen und mitgeben

Anmerkung:

Flüssigkeit wird nur gegeben, wenn der Patient nicht unter Magenbeschwerden, Urinverhalten (Unfähigkeit, Wasser zu lassen) oder Lähmungen leidet, außer wenn ein Blasenkatheter gelegt wurde.
Wenn die Blase nicht entleert werden kann bzw. zu voll wird, keine weitere Flüssigkeit geben, bis ein Blasenkatheter angelegt wird.

Arzt:

So früh wie möglich Infusion mit physiologischer Lösung anlegen.

Warnung:

Patient nicht ins Wasser zurückkehren lassen!

Gehirnerschütterung, Schädelbruch

Ursachen:

Verletzung des Schädels durch Fall, Stoß oder Schlag, z. B.:

- Ausrutschen/Abrutschen auf dem Boot/an Land und Aufschlagen mit dem Kopf
- Person oder Gegenstand, die (der) einem Taucher im Wasser auf den Kopf fällt
- Schlag/Stoß mit dem Kopf gegen Bootswand/Felsen bei Wellengang/ Brandung
- Unachtsames Auftauchen und Stoß von unten gegen die Bootswand/ den Schiffskörper
- Schlag des Tauchgerätes gegen den Hinterkopf, wenn beim Sprung ins Wasser Bauchgurt und/oder Schrittgurt nicht festgezurrt waren

Anzeichen und Symptome:

Kopfschmerzen
Benommenheit
Blässe
Übelkeit, Erbrechen
Platzwunde/Schürfwunde am Schädel
Bewußtlosigkeit
Evtl. große, offene Wunde am Schädel (Schädelbruch)
Blut aus Ohren, Nase, Mund
Schock

Erste Hilfe:

- Bei Bewußtlosigkeit: s. hintere Umschlagseite innen
- Stabile Seitenlage (linke Seite)
- Patient ruhig halten
- Größere Wunde nicht berühren, mit steriler Mullkompresse abdecken
- Schädel im unverletzten Bereich kühlen (kalte, feuchte Tücher, Eisbeutel)
- Schockbehandlung
- Transport zum Arzt/ins Krankenhaus (liegend)

Giftbisse und -stiche

Ursachen:

Giftstiche oder -bisse von verschiedenen Meerestieren, z. B. Petermännchen, Drachenkopf, Rotfeuerfisch, Stachel- und Adlerrochen u. a.

Anzeichen und Symptome:

Stichwunde/Bißwunde
Sofort auftretender, u. U. starker Schmerz
Leichte Blutung
Rötung, Schwellung
Übelkeit, Erbrechen
Schock
Kopfschmerzen, Schweißausbrüche
Muskelzuckungen
Krämpfe
Schmerz kann zu Bewußtlosigkeit führen
Stiche vom Rochen und vom Rotfeuerfisch können zum Tode führen

Erste Hilfe:

- Stachelreste entfernen
- Wunde säubern
- Wunde nicht aussaugen (Vergiftungsgefahr)
- Innerhalb einer halben Stunde nach dem Unfall kann versucht werden, ein weiteres Eindringen des Giftes zu verhindern, z. B. durch Ausspülen oder Einschneiden und vorsichtiges Blutenlassen
- Abbau des Giftes durch Eintauchen der Wunde in ca. 50-70°C heißes Wasser (oder: heiße Kompressen mit entsprechender Temperatur)
- Schmerzmittel laut Angaben auf der Packung
- Schockbehandlung
- bei Bewußtlosigkeit: s. hintere Umschlagseite innen
- Transport zum Arzt/ins Krankenhaus

Arzt:

- Tetanus-Toxoid, wenn angezeigt
- Injektion eines Lokalanästhetikums schafft Linderung und erlaubt eine bessere Säuberung der Wunde

Herzanfall/Herzinfarkt

Risikofaktoren:

Überanstrengung, Bluthochdruck, vorherige Herzkrankheiten, Herzkrankheiten in der Familie, starkes Rauchen, Fettleibigkeit, Diabetes etc.

Anzeichen und Symptome:

Schmerzen in der Brustmitte, die bis zu den Armen und zum Kinn ausstrahlen können
Angst, Beklemmung
Blässe, Schwitzen
Kurzatmigkeit
Schwindel
Magenverstimmung, Übelkeit
Bewußtlosigkeit
Atemstillstand
Blaue Lippen/Haut (Zyanose)
Pulsstillstand
Erweiterte, starre Pupillen
Tod

Erste Hilfe:

Patient bewußtlos: siehe hintere Umschlagseite innen

Patient bei Bewußtsein:
- Den Patienten aufsetzen, wenn kurzatmig
- Sauerstoff (O_2) geben
- Laufend Atemwege, Atmung und Puls überprüfen
- Ärztliche Hilfe rufen

Hitzeerschöpfung/Hitzschlag

Ursachen:

- Hohe Lufttemperatur
- Voller Sonnenschein
- Größere Anstrengungen in voller Ausrüstung
- Tragen eines zu dicken Neoprenanzuges im tropischen Klima

Anzeichen und Symptome:

Kopfschmerzen, Schwindel
Roter Kopf, extremes Schwitzen, Durst
Schneller Puls
Schwäche
Übelkeit, Erbrechen
Blässe
Heiße, trockene Haut
Krämpfe
Schock

Erste Hilfe:

- Patient in kühlere Umgebung/Schatten bringen
- Überflüssige Kleidung/Neoprenanzug ausziehen
- Patient mit kühlem Wasser waschen/benetzen
- Kleine Schlucke Wasser zu trinken geben (bei Krämpfen: 1 Teel. Salz auf 1 Glas Wasser, evtl. etwas Meerwasser)
- Schockbehandlung
- Arzt aufsuchen

Karotis-Sinus-Syndrom

Ursache:

Zu eng sitzende Neoprenjacke, durch die der Hals eingeschnürt wird (Druck auf Karotis-Arterie)

Anzeichen und Symptome:

Langsamer Puls
Verwirrtheit
Desorientiertheit, Bewußtseinstrübung
Bewußtseinsverlust

Erste Hilfe:

- Neoprenjacke lockern oder ausziehen

Kohlendioxidvergiftung

Ursachen:

Ungenügende Ventilation der Lunge durch:
- Flachatmung
- defekten Lungenautomaten
- zu engen Neoprenanzug
- starke Anstrengung
- Vergiftung der Atemluft (selten)

Anzeichen und Symptome:

Schnelle Atmung
Kopfschmerzen
Schwindel
Übelkeit
Erbrechen
Verwirrtheit
Hochröte

Erste Hilfe:

- Nicht bewegen, beruhigen
- Normal atmen
- Sauerstoff geben
- Schnelle Erholung zu erwarten

Kohlenmonoxidvergiftung

Ursachen:

Vergiftung der Atemluft durch:
- defekten Kompressor
- Auspuffgase, die vom Luftansaugstutzen des Kompressors angesogen werden (Änderungen der Windrichtung beachten, auf ausreichende Höhe des Ansaugstutzens achten!)

Anzeichen und Symptome:

Kopfschmerzen
Gereiztheit, Verwirrtheit, Erinnerungsverlust
Schwindel
Übelkeit
Erbrechen
Kurzatmigkeit
Blaue Lippen, blaue Haut
Hochröte (gelegentlich)
Schwacher Puls
Bewußtlosigkeit
Tod
Kirschrote Lippen und Nagelbetten (normalerweise nach Eintreten des Todes)

Erste Hilfe:

- Vergiftete Luft nicht weiteratmen lassen
- Bewußtseinszustand, Atmung und Puls überprüfen und wiederbeleben, falls nötig (s. hinterer Umschlagdeckel innen)
- 100% Sauerstoff geben
- Ärztliche Hilfe anfordern
- Transport ins Krankenhaus
- 0431-5409 1718 anrufen, da Sauerstoff-Überdruckbehandlung erforderlich sein kann

Kontakt mit Nesseltieren

Ursache:

Kontakt mit Nesselfäden/-kapseln von Quallen oder anderen Nesseltieren

Anzeichen und Symptome:

Stechendes, brennendes Gefühl, akuter Schmerz
Roter Ausschlag, erhobene Quaddeln, Striemen
Schmerzen in den Lymphdrüsen
Schock
Bewußtlosigkeit

Erste Hilfe:

- Atemwege, Atmung und Puls laufend überprüfen. Wiederbeleben, falls notwendig (s. hintere Umschlagseite innen)
- *Essig* oder Methylalkohol über die Wunde gießen
- Nesseln möglichst restlos entfernen (z. B. mit feuchtem Sand abreiben und mit klarem Wasser abspülen)
- Örtlich betäubende (lokalanästhetische) Salbe oder kühlendes Mittel auftragen (z. B. Eisbeutel)
- Antihistamin-Salbe/-Gel auftragen (z. B. Systral, Soventol)
- Schockbehandlung
- Ärztliche Hilfe holen

Prellungen/Quetschungen

Ursachen:

Stumpfe Verletzung von Körperteilen/Gliedmaßen durch Fall, Stoß oder Schlag, z. B.:

- Ausrutschen und Fallen auf dem Tauchboot/an Land
- Umkippen von Preßluftflaschen
- Herunterfallen eines Bleigurtes oder anderer Gerätschaften
- Stoß/Schlag gegen Bootskörper oder Felsen bei Wellengang/Brandung

Anzeichen und Symptome:

Schmerz
Blaue Flecken
Evtl. Schwellung

Erste Hilfe:

- Verletzten Bereich kühlen
- Beweglichkeit von betroffenen Gelenken prüfen
- Salbenverband mit Sportsalbe/Sportgel (z. B. Mobilat) anlegen
- Bei anhaltenden Beschwerden Arzt aufsuchen

Salzwasser-Aspirations-Syndrom

Ursachen:

Einatmen eines feinen Wasserdunstes durch:
- fehlerhaften Lungenautomaten
- ungenügenden Lippenschluß um das Mundstück des Lungenautomaten
- ungenügendes Ausblasen des Lungenautomaten

Anzeichen und Symptome:

Sofortiges Husten
Möglicherweise eine Zeitlang ohne Anzeichen, dann:
Kurzatmigkeit
Schmerzen in der Brust
Husten
Blaue Lippen und Haut (Zyanose)
Unkontrollierbares Zittern
Heiße und kalte Schauer/Fieber
Sehr schneller Puls
Übelkeit, Erbrechen
Schmerzende Glieder

Erste Hilfe:

- Sauerstoff geben (sollte schnelle Besserung herbeiführen)
- Patient warm halten
- Schmerzmittel nach Dosierungsanleitung auf der Packung geben
- Unnötige Bewegung vermeiden
- Ärztlichen Rat holen
- Patient muß ins Krankenhaus gebracht werden

Warnung:

Die Symptome des Salzwasser-Aspirations-Syndroms können denen eines Barotraumas der Lunge gleichen. Im Zweifelsfall wie letzteres behandeln.

Sauerstoffmangel beim Strecken-/Schnorcheltauchen („Schwimmbad-Blackout")

Ursachen:

- Hyperventilation vor dem Strecken-/Schnorcheltauchen
- Schnorcheltauchen in größere Tiefe

Anzeichen und Symptome:

Plötzlich eintretende Bewußtlosigkeit während des Aufstiegs oder sofort nach dem Erreichen der Oberfläche

Vorbeugung und Erste Hilfe:

- Vor dem Abtauchen nicht hyperventilieren
- Beim tiefen Schnorcheltauchen nicht bis zum Atemreiz warten
- Beim tiefen Schnorcheltauchen möglichst wenig Blei mitnehmen
- Bei Atemstillstand im Wasser sofort mit der Atemspende beginnen
- Patient aus dem Wasser holen
- Atemwege frei machen (Kopf überstrecken, Gebiß o. ä. entfernen)
- Atemspende/Herzmassage je nach Bedarf (s. hintere Umschlagseite innen)
- Sauerstoffgabe
- Ärztliche Hilfe anfordern
- Transport ins Krankenhaus

Schock

Ursachen:

Nicht ausreichende Kreislauftätigkeit aufgrund von Arterieller Gasembolie, Barotrauma der Lunge, Dekompressionskrankheit, Blutungen, Verletzungen, Giftwirkungen, Hitzschlag, Flüssigkeitsmangel, Beinahe-Ertrinken, Schreck, Angst oder Verzweiflung.

Kann in Verbindung mit jeder anderen Verletzung, Krankheit oder emotionalem Kummer auftreten.

Anzeichen und Symptome:

Kalte, feuchte, blasse Haut
Schnelle, flache Atmung
Schneller, flacher Puls
Nach Druck auf ein Nagelbett bleibt blutleerer Fleck sichtbar
Schwäche, Zusammenbruch
Durst,
Übelkeit, Erbrechen
Verwirrung, Ängstlichkeit
Bewußtlosigkeit, Tod

Erste Hilfe:

So handeln, daß tieferer Schock vermieden wird:

- Atemwege, Atmung, Kreislauf überprüfen und wiederbeleben, wenn notwendig. Siehe hintere Umschlagseite innen
- Patient in Schocklage legen, mit angehobenen Beinen
- Patient ruhig halten und gut zusprechen
- Wenn nicht offensichtlich, Ursache des Schocks feststellen
- Vor schädlichen Einflüssen von außen schützen (Hitze, Kälte)
- Unbedingt ärztlichen Rat holen
- Nichts zu essen oder zu trinken geben, keine Medikamente
- Keine direkte Wärme zuführen

Arzt:

Evtl. vorsichtige Flüssigkeitszufuhr, Thrombozytenaggregationshemmer, Infusion

Spontanpneumothorax

Ohne äußere Einwirkung entstehende Luftansammlung in der Brustfellhöhle, wobei eine oder beide Lungenhälften zusammenfallen

Ursachen:

Entstehung noch nicht bekannt. Vermutete Ursache: kleinste Emphysem-Bläschen an der Lungenoberfläche, evtl. angeboren oder nach früherer Erkrankung. Tritt auch bei vorher anscheinend völlig Gesunden auf; beim Tauchen sehr selten

Anzeichen und Symptome: siehe Barotrauma der Lunge

Erste Hilfe: siehe Barotrauma der Lunge

Stiche von Fischen und Seeigeln

Nach Stichen von Fischen und Seeigeln verbleiben oft Stachelreste in der Haut, die später Entzündungen verursachen können.

Erste Hilfe:

- Verletzten Hautbereich desinfizieren
- Stachelreste entfernen (durch Herausdrücken oder mit Nadel und Pinzette)
- Haut erneut desinfizieren
- Instrumente vorher und nachher desinfizieren
- Wenn kein Desinfektionsmittel zur Verfügung steht, gründlich mit Wasser und Seife reinigen

Stickstoff-Narkose (Tiefenrausch)

Ursachen:

Wenn Stickstoff unter Druck eingeatmet wird, hat er eine narkotisierende Wirkung. Diese Wirkung werden viele Taucher bemerken, die mit Preßluft tiefer als 30 m tauchen, obwohl einige den Effekt bereits in geringerer Tiefe feststellen werden. Die Wirkung wird mit zunehmender Tiefe erheblich stärker und verschwindet wieder, wenn weit genug aufgestiegen wird.
Bestimmte Faktoren erhöhen die Wahrscheinlichkeit, daß ein Taucher Tiefenrausch bekommt. Einige dieser Faktoren sind:

- Angst, Besorgnis, Unerfahrenheit
- Konsum von Alkohol oder bestimmten Drogen/Medikamenten (z. B. Beruhigungsmittel)
- Ermüdung, Erschöpfung
- Körperliche Anstrengung, Kohlendioxidüberschuß
- Schnelles Abtauchen
- Geistige Anstrengung/Streß, z. B.:
- Schlechte Sicht, Dunkelheit
- Kälte

Anzeichen und Symptome:

Eingeschränkte Denkfähigkeit, Konzentration, Aufmerksamkeit, Urteilsfähigkeit, Erinnerungsvermögen
Benommenheit, übertriebenes Gefühl des Wohlbefindens (Euphorie)
Röhrensehen
Verlust der Koordination, des Urteilsvermögens, der erlernten Fertigkeiten
Halluzinationen, Bewußtlosigkeit, Tod durch Ertrinken

Vorbeugung und Erste Hilfe:

- Bei tiefen Tauchgängen sich selbst und den/die Tauchpartner sorgfältig beobachten
- Schütze den Taucher vor Schaden, bis weit genug aufgestiegen werden kann, um die narkotisierende Wirkung aufzuheben

Anmerkung:

Wenn die Symptome nach dem Aufstieg zur Oberfläche weiter bestehen bleiben, haben sie eine andere Ursache als den Tiefenrausch.

Unterkühlung

Ursache:

Absinken der Körperkerntemperatur

Anzeichen und Symptome:

Mild/1. Phase:
Zittern
Taubheit/Gefühllosigkeit
Fleckige Haut
Blässe, Bläue der Extremitäten

Schwer/2. + 3. Phase:
Unkontrolliertes Zittern
Kein Zittern, obwohl Patient sehr kalt ist
Bewegungs-Koordinationsstörungen
Undeutliche/verlangsamte Aussprache, Verwirrtheit, Schwäche, Apathie, Gereiztheit, Halluzinationen
Muskelstarre
Bewußtlosigkeit
Herzrhythmusstörungen/unregelmäßiger Herzschlag
Tod

Erste Hilfe:

Muß schnell erfolgen, um weiteren Wärmeverlust zu verhindern

Mild/1. Phase:

- Den Tauchanzug ausziehen, trockene Kleidung anziehen oder warm zudecken
- Patient vor der Kälte schützen
- Wärmflaschen o. ä. in die Leisten, Armbeugen und um Kopf, Brust und Hals legen
- Warme Getränke (s. Anmerkung 1)

Schwer/2. + 3. Phase:

- Sehr vorsichtig mit dem Patienten umgehen, nicht schnell erwärmen
- Sofort ärztliche Hilfe herbeirufen
- Patient vor kalter Umgebung schützen

- Sehr sorgfältig während 1-2 Min. Atmung und Puls prüfen (beide können schwach und langsam sein)
- Wenn Atemspende/Herzmassage notwendig, Anmerkung 2 lesen, dann s. hintere Umschlagseite innen. Ansonsten:
- Vorsichtig den Tauchanzug ausziehen (unnötige Bewegung des Halses und der Glieder vermeiden, ggf. aufschneiden)
- **(I)** Patient abtrocknen, mit Decken und Körperkontakt wärmen, oder
- **(II)** Patient in Wanne mit Wasser (nicht über 34°C) setzen, Arme und Beine draußen lassen
- Laufend Atemwege, Atmung und Puls überprüfen
- Flüssigkeit zum Trinken je nach Zustand des Patienten (s. Anmerkung 1)
- Patient wachhalten

Anmerkung 1 (betr. Flüssigkeit zum Trinken)

Keinen Kaffee oder Alkohol
Warme Getränke dürfen erst gegeben werden, nachdem das unkontrollierte Zittern aufgehört hat und wenn der Patient klar bei Bewußtsein ist und schlucken kann
Am besten glukosehaltige Getränke geben (Traubenzucker)

Anmerkung 2 (betr. Wiederbelebungsmaßnahmen)

Wenn die Zeit bis zum Eintreffen ärztlicher Hilfe bzw. in einem Krankenhaus weniger als 15 Min. beträgt, keine Zeit an Maßnahmen zum Aufwärmen verschwenden.
Wenn die Zeit bis zum Eintreffen ärztlicher Hilfe bzw. in einem Krankenhaus mehr als 15 Min. beträgt, vorsichtig und stufenweise Wärme zuführen (s. oben, (I) oder (II)).
Wiederbelebungsmaßnahmen müssen so lange fortgeführt werden, bis die Körperkerntemperatur (Rektaltemperatur) wieder nahe dem Normalwert (37°C) ist.

Arzt:

Bei schwerer Unterkühlung Behandlung auf Dialyse-Station (Hämodialyse), da Hyperkaliämie besteht

Teil C: Anhang

Unterlassene oder unterbrochene Dekompression

Wenn ein Teil oder alle Dekompressionsstops (Austauchpausen) nicht vollständig durchgeführt werden konnten und wenn keine Rekompressionsmöglichkeit in der Nähe ist, wird dem Taucher empfohlen, eine sogenannte „Nachgeholte Dekompression" durchzuführen.

„Nachgeholte Dekompression":

Diese Methode gilt für Taucher, die die Dekompressionszeiten der auf den Seiten 49-51 angegebenen Tabellen unterschritten oder ganz ausgelassen haben.

Voraussetzungen:

(a) Genügend Preßluft, um alle erforderlichen Dekostops einzuhalten
(b) Es sind noch keinerlei Anzeichen oder Symptome der Dekompressionskrankheit aufgetreten (wenn Symptome vorhanden, s. S. 25)
(c) Es muß innerhalb von 5 Min. nach dem Auftauchen (nach dem eigentlichen Tauchgang) die halbe Tauchtiefe wieder erreicht sein

Warnung:

(1) Das Verfahren der „Nachgeholten Dekompression" darf nur in eindeutigen Notfällen angewandt werden, da das Risiko einer Dekompressionserkrankung gegenüber regelrechter Dekompression nach Tabellen deutlich erhöht ist.
(2) Die „Nachgeholte Dekompression" darf nicht versucht werden, wenn auch nur eine der Voraussetzungen (a)-(c) nicht erfüllbar ist.
(3) Dieses Verfahren ist nicht zur Behandlung geeignet und darf nicht benutzt werden, wenn der Taucher Anzeichen/Symptome der Dekompressionskrankheit hat.

Durchführung der „Nachgeholten Dekompression":

(1) Innerhalb von 3 Min. nach dem ersten Auftauchen wieder abtauchen
(2) Innerhalb von 5 Min. nach dem ersten Auftauchen die *halbe Tauchtiefe* des ungenügend dekomprimierten Tauchgangs erreichen
(3) Dort 5 Min. aufhalten
(4) Austauchen nach Tabelle mit der Zeit und Tiefe des ersten Tauchgangs plus 10 Min.

Alternative Methode:

Den Taucher ruhig halten, 100% Sauerstoff geben (an der Oberfläche) sowie nicht alkoholische, nicht säurehaltige Getränke. Wenn Symptome auftreten, sofort 0431-5409 1718 anrufen.

Dekompressionstabellen

Wir haben auf den folgenden Seiten die im deutschsprachigen Raum unter Sporttauchern am weitesten verbreiteten Dekompressionstabellen „Bühlmann/Hahn" abgedruckt.
Natürlich sollten alle Taucher solche Tabellen in der wasserfesten, farbigen Ausführung beim Tauchen mitnehmen (selbst wenn sie ein Dekompressiometer verwenden), aber Erste-Hilfe-Leistende können anhand der umseitigen Tabellen aus den Angaben zum Unfall-Tauchgang auf ein mögliches Risiko einer Dekompressionskrankheit schließen.
Die Gebrauchsanleitung zu diesen Tabellen wird hier - dem oben genannten Zweck angemessen - verkürzt wiedergegeben. (Die ungekürzte Version findet sich in Stibbe, A.: Sporttauchen, herausgegeben vom VDST e. V., Hamburg, ISBN 3-925342-20-6)

(1) Die Grundzeit ist der Zeitraum vom Verlassen der Wasseroberfläche bis zum Beginn eines Aufstiegs mit 10 m/min oder - bei langsamerem Aufstieg - bis zum Erreichen der ersten Dekostufe.
(2) Die Dekopausen der Tabelle sind tatsächlich auf der Stufentiefe (am Kopf der jeweiligen Spalte angegeben) abzuwarten, sie enthalten *keine* Aufstiegszeiten.
(3) Die Gesamtaufstiegszeit ergibt sich aus Tauchtiefe/(10 m/min) + Summe eventueller Dekopausen. Also nach 12 min in 48 m: 48 m/(10 m/min) + 1 min + 4 min = 4,8 min + 5 min = 9,8 min ≈ 10 min.

(4) Für die Tabellenablesung ist grundsätzlich die größte, beim Tauchgang erreichte Tiefe maßgebend, auch wenn der Aufenthalt in dieser Tiefe nur kurz war.

(5) Die Buchstabenkennzeichen der Wiederholungsgruppen erlauben in der Tabelle der Oberflächenpausen diejenige Spalte zu finden, die für einen weiteren Tauchgang nach der entsprechenden Oberflächenpause zum Ablesen der Zeitzuschläge gilt.

(6) Die Anzahl der Minuten, die in dieser Spalte bei der Tiefe des Wiederholungstauchgangs steht, muß vor der Tabellenablesung zur Grundzeit des Wiederholungstauchgangs zugezählt werden.

(7) Nach einem Tauchgang darf erst geflogen werden, wenn kein Zeitzuschlag mehr besteht (siehe letzte Spalte der Oberflächenpausen-Tabelle).

(8) Bei stärkerer Anstrengung in der Tiefe müssen durch Ablesen bei der nächsthöheren Zeitstufe oder durch einen Zuschlag von der Hälfte der Grundzeit die Dekozeiten verlängert werden.

(A) Je größer der auf maximaler Tiefe verbrachte Anteil der Grundzeit ist, um so größer ist auch das Risiko, trotz Einhaltung der Tabellenzeiten Symptome der Dekompressionskrankheit zu bekommen. Die Tabellen gelten nicht für schlauchversorgte Arbeitstaucher.

(B) Dekompressiometer (elektronisch oder pneumatisch) geben bei gleicher Tiefe und Grundzeit i. allg. längere Dekompressionszeiten als Tabellen an, wenn sie während der ganzen Grundzeit in der maximalen Tiefe waren.

(C) Überschreiten der höchstzulässigen Aufstiegsgeschwindigkeit von 10 m/min, insbesondere oberhalb von ca. 25 m Tiefe, erhöht das Risiko einer Dekompressionskrankheit vom gefährlichen Typ II (Beteiligung des Nervensystems).

(D) In Einzelfällen traten - z. T. schwere - Symptome der Dekompressionskrankheit auch nach Tauchgängen auf, die eindeutig nicht dekompressionspflichtig waren.

Austauchtabelle Bühlmann/Hahn (0–250 m über N.N.)

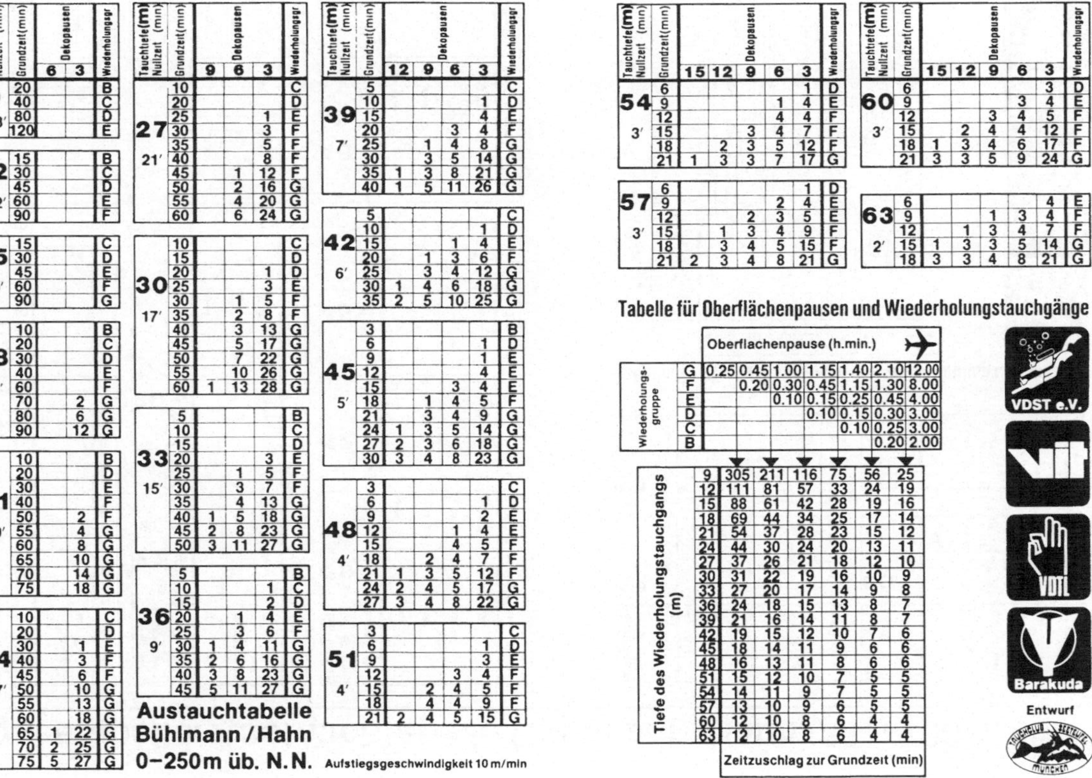

Tauchtiefe (m) / Nullzeit (min)	Grundzeit (min)	Dekopausen 6	Dekopausen 3	Wiederholungsgr.
9 653′	20			B
	40			C
	80			D
	120			E
12 192′	15			B
	30			C
	45			D
	60			E
	90			F
15 99′	15			C
	30			D
	45			E
	60			F
	90			G
18 65′	10			B
	20			C
	30			D
	40			E
	60			F
	70		2	G
	80		6	G
	90		12	G
21 40′	10			B
	20			D
	30			E
	40			F
	50		2	F
	55		4	G
	60		8	G
	65		10	G
	70		14	G
	75		18	G
24 27′	10			C
	20			D
	30		1	E
	40		3	F
	45		6	F
	50		10	G
	55		13	G
	60		18	G
	65	1	22	G
	70	2	25	G
	75	5	27	G

Tauchtiefe (m) / Nullzeit (min)	Grundzeit (min)	Dekopausen 9	Dekopausen 6	Dekopausen 3	Wiederholungsgr.
27 21′	10				C
	20				D
	25			1	E
	30			3	F
	35			5	F
	40			8	F
	45		1	12	F
	50		2	16	G
	55		4	20	G
	60		6	24	G
30 17′	10				C
	15				D
	20			1	D
	25			3	E
	30		1	5	F
	35		2	8	F
	40		3	13	G
	45		5	17	G
	50		7	22	G
	55		10	26	G
	60	1	13	28	G
33 15′	5				B
	10				C
	15				D
	20			3	E
	25		1	5	F
	30		3	7	F
	35		4	13	G
	40	1	5	18	G
	45	2	8	23	G
	50	3	11	27	G
36 9′	5				B
	10			1	C
	15			2	D
	20		1	4	E
	25		3	6	F
	30	1	4	11	G
	35	2	6	16	G
	40	3	8	23	G
	45	5	11	27	G

Tauchtiefe (m) / Nullzeit (min)	Grundzeit (min)	Dekopausen 12	Dekopausen 9	Dekopausen 6	Dekopausen 3	Wiederholungsgr.
39 7′	5					C
	10				1	D
	15				4	E
	20			3	4	F
	25		1	4	8	G
	30		3	5	14	G
	35	1	3	8	21	G
	40	1	5	11	26	G
42 6′	5					C
	10				1	D
	15			1	4	E
	20		1	3	6	F
	25		3	4	12	G
	30	1	4	6	18	G
	35	2	5	10	25	G
45 5′	3					B
	6				1	D
	9				1	E
	12				4	E
	15			3	4	E
	18		1	4	5	F
	21		3	4	9	G
	24	1	3	5	14	G
	27	2	3	6	18	G
	30	3	4	8	23	G
48 4′	3					C
	6				1	D
	9				2	E
	12			1	4	E
	15			4	5	F
	18		2	4	7	F
	21	1	3	5	12	F
	24	2	4	5	17	G
	27	3	4	8	22	G
51 4′	3					C
	6				1	D
	9				3	E
	12			3	4	F
	15		2	4	5	F
	18		4	4	9	F
	21	2	4	5	15	G

Austauchtabelle Bühlmann / Hahn 0–250m üb. N. N. Aufstiegsgeschwindigkeit 10 m/min

Tauchtiefe (m) / Nullzeit (min)	Grundzeit (min)	Dekopausen 15	Dekopausen 12	Dekopausen 9	Dekopausen 6	Dekopausen 3	Wiederholungsgr.
54 3′	6					1	D
	9				1	4	E
	12				4	4	F
	15			3	4	7	F
	18		2	3	5	12	F
	21	1	3	3	7	17	G
57 3′	6					1	D
	9				2	4	E
	12			2	3	5	E
	15		1	3	4	9	F
	18		3	4	5	15	F
	21	2	3	4	8	21	G
60 3′	6					3	D
	9				3	4	E
	12			3	4	5	F
	15		2	4	4	12	F
	18	1	3	4	6	17	F
	21	3	3	5	9	24	G
63 2′	6					4	E
	9			1	3	4	F
	12		1	3	4	7	F
	15	1	3	3	5	14	G
	18	3	3	4	8	21	G

Tabelle für Oberflächenpausen und Wiederholungstauchgänge

Wiederholungs-gruppe	Oberflächenpause (h.min.)						
G	0.25	0.45	1.00	1.15	1.40	2.10	12.00
F		0.20	0.30	0.45	1.15	1.30	8.00
E			0.10	0.15	0.25	0.45	4.00
D				0.10	0.15	0.30	3.00
C					0.10	0.25	3.00
B						0.20	2.00

Tiefe des Wiederholungstauchgangs (m)	Zeitzuschlag zur Grundzeit (min)					
9	305	211	116	75	56	25
12	111	81	57	33	24	19
15	88	61	42	28	19	16
18	69	44	34	25	17	14
21	54	37	28	23	15	12
24	44	30	24	20	13	11
27	37	26	21	18	12	10
30	31	22	19	16	10	9
33	27	20	17	14	9	8
36	24	18	15	13	8	7
39	21	16	14	11	8	7
42	19	15	12	10	7	6
45	18	14	11	9	6	6
48	16	13	11	8	6	6
51	15	12	10	7	5	5
54	14	11	9	7	5	5
57	13	10	9	6	5	5
60	12	10	8	6	4	4
63	12	10	8	6	4	4

1. Bergseetabelle: Austauchtabelle Bühlmann/Hahn (251 - 700 m über N.N.)

Tauchtiefe (m)	Nullzeit (min)	Grundzeit (min)	Dekopausen 6	Dekopausen 3	Wiederholungsgr.
9	615′	20			B
		40			C
		80			D
		120			E
12	174′	15			B
		30			C
		45			D
		60			E
		90			F
15	93′	15			C
		30			D
		45			E
		60			F
		90			G
18	63′	10			B
		20			C
		30			D
		40			E
		60			F
		70		4	G
		80		8	G
		90		15	G
21	38′	10			B
		20			D
		30			E
		40		1	F
		50		3	F
		55		6	G
		60		9	G
		65		12	G
		70		16	G
		75		20	G
24	26′	10			C
		20			D
		30		1	E
		40		4	F
		45		7	F
		50		11	G
		55		15	G
		60	1	19	G
		65	2	24	G
		70	4	26	G
		75	6	29	G

Tauchtiefe (m)	Nullzeit (min)	Grundzeit (min)	Dekopausen 9	Dekopausen 6	Dekopausen 3	Wiederholungsgr.
27	20′	10				C
		20				D
		25			2	E
		30			3	F
		35			5	F
		40		1	9	F
		45		1	14	F
		50		3	17	G
		55		4	23	G
		60		7	26	G
30	17′	10				C
		15				D
		20			2	D
		25			4	E
		30		1	5	F
		35		2	10	F
		40		4	14	G
		45		5	19	G
		50		8	24	G
		55	1	11	27	G
		60	2	13	30	G
33	14′	5				B
		10				C
		15			1	D
		20			4	E
		25		2	5	F
		30		3	8	F
		35		5	14	G
		40	1	6	19	G
		45	2	8	25	G
		50	3	12	28	G
36	9′	5				B
		10			1	C
		15			2	D
		20		1	4	E
		25		3	7	F
		30	1	4	13	G
		35	2	6	18	G
		40	3	9	24	G
		45	5	12	29	G

Austauchtabelle Bühlmann / Hahn 251–700m ü. N. N.

Tauchtiefe (m)	Nullzeit (min)	Grundzeit (min)	Dekopausen 12	Dekopausen 9	Dekopausen 6	Dekopausen 3	Wiederholungsgr.
39	7′	5					C
		10				1	D
		15				4	E
		20			3	5	F
		25		1	4	10	G
		30		3	5	16	G
		35	1	3	8	23	G
		40	2	5	12	28	G
42	5′	5					C
		10				1	D
		15			1	5	E
		20		1	4	6	F
		25		3	5	13	G
		30	1	4	7	20	G
		35	4	4	11	27	G
45	5′	3					B
		6				1	D
		9				1	E
		12				4	E
		15			3	4	E
		18		1	4	6	F
		21		3	4	10	G
		24	1	3	6	14	G
		27	2	4	6	20	G
		30	3	4	9	25	G
48	4′	3					C
		6				1	D
		9				3	E
		12			2	4	E
		15		1	3	5	F
		18		3	4	8	F
		21	1	4	4	14	F
		24	2	4	6	18	G
		27	4	4	8	24	G
51	4′	3					C
		6				1	D
		9				4	E
		12			3	4	F
		15		2	4	6	F
		18	1	3	4	11	F
		21	3	3	6	16	G

Aufstiegsgeschwindigkeit 10 m/min

Tauchtiefe (m)	Nullzeit (min)	Grundzeit (min)	Dekopausen 15	Dekopausen 12	Dekopausen 9	Dekopausen 6	Dekopausen 3	Wiederholungsgr.
54	3	6					1	D
		9				1	4	E
		12			1	4	4	F
		15			3	4	8	F
		18		2	4	5	13	F
		21	1	3	4	7	19	G
57	3′	6					2	D
		9				2	4	E
		12			2	4	5	E
		15		1	4	4	10	F
		18		3	4	6	16	F
		21	2	3	4	9	23	G
60	3′	6					3	D
		9				3	5	E
		12			3	4	6	F
		15		3	3	5	13	F
		18	2	3	4	7	19	F
		21	3	4	5	10	26	G
63	2′	6					4	E
		9			1	4	4	F
		12		1	3	4	8	F
		15	1	3	3	6	15	G
		18	3	3	4	8	23	G

Tabelle für Oberflächenpausen und Wiederholungstauchgänge

Wiederholungs-gruppe	Oberflachenpause (h min)						
G	0.25	0 45	1 00	1.15	1 40	2.10	12 00
F		0 20	0 30	0 45	1 15	1 30	8.00
E			0.10	0.15	0.25	0.45	4.00
D				0.10	0 15	0 30	3 00
C					0.10	0.25	3 00
B						0 20	2.00

Tiefe des Wiederholungstauchgangs (m)	Zeitzuschlag zur Grundzeit (min)					
9	305	211	116	75	56	25
12	111	81	57	33	24	19
15	88	61	42	28	19	16
18	69	44	34	25	17	14
21	54	37	28	23	15	12
24	44	30	24	20	13	11
27	37	26	21	18	12	10
30	31	22	19	16	10	9
33	27	20	17	14	9	8
36	24	18	15	13	8	7
39	21	16	14	11	8	7
42	19	15	12	10	7	6
45	18	14	11	9	6	6
48	16	13	11	8	6	6
51	15	12	10	7	5	5
54	14	11	9	7	5	5
57	13	10	9	6	5	5
60	12	10	8	6	4	4
63	12	10	8	6	4	4

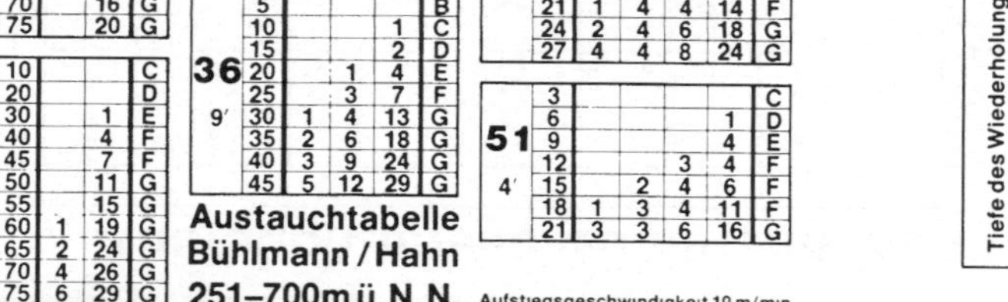

2. Bergseetabelle: Austauchtabelle Bühlmann/Hahn (701–1200 m über N.N.)

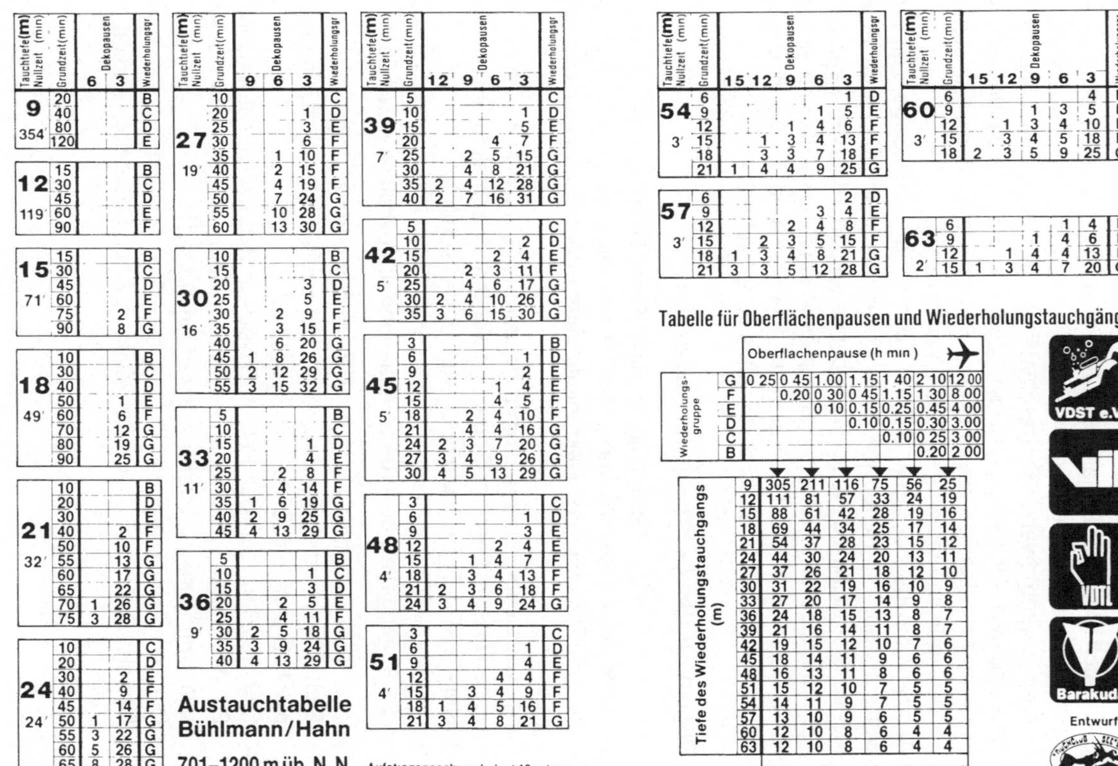

Austauchtabelle Bühlmann/Hahn
701–1200 m üb. N. N. Aufstiegsgeschwindigkeit 10 m/min

Tauchtiefe (m)	Nullzeit (min)	Grundzeit (min)	Dekopausen 6	3	Wiederholungsgr.
9	354′	20			B
		40			C
		80			D
		120			E

Tauchtiefe (m)	Nullzeit (min)	Grundzeit (min)	Dekopausen 6	3	Wiederholungsgr.
12	119′	15			B
		30			C
		45			D
		60			E
		90			F

Tauchtiefe (m)	Nullzeit (min)	Grundzeit (min)	Dekopausen 6	3	Wiederholungsgr.
15	71′	15			B
		30			C
		45			D
		60			E
		75		2	F
		90		8	G

Tauchtiefe (m)	Nullzeit (min)	Grundzeit (min)	Dekopausen 6	3	Wiederholungsgr.
18	49′	10			B
		30			C
		40			D
		50		1	E
		60		6	F
		70		12	G
		80		19	G
		90		25	G

Tauchtiefe (m)	Nullzeit (min)	Grundzeit (min)	Dekopausen 6	3	Wiederholungsgr.
21	32′	10			B
		20			D
		30			E
		40		2	F
		50		10	F
		55		13	G
		60		17	G
		65		22	G
		70	1	26	G
		75	3	28	G

Tauchtiefe (m)	Nullzeit (min)	Grundzeit (min)	Dekopausen 6	3	Wiederholungsgr.
24	24′	10			C
		20			D
		30		2	E
		40		9	F
		45		14	F
		50	1	17	G
		55	3	22	G
		60	5	26	G
		65	8	28	G

Tauchtiefe (m)	Nullzeit (min)	Grundzeit (min)	Dekopausen 9	6	3	Wiederholungsgr.
27	19′	10				C
		20			1	D
		25			3	E
		30			6	F
		35		1	10	F
		40		2	15	F
		45		4	19	F
		50		7	24	G
		55		10	28	G
		60		13	30	G

Tauchtiefe (m)	Nullzeit (min)	Grundzeit (min)	Dekopausen 9	6	3	Wiederholungsgr.
30	16′	10				B
		15				C
		20			3	D
		25			5	E
		30		2	9	F
		35		3	15	F
		40		6	20	G
		45	1	8	26	G
		50	2	12	29	G
		55	3	15	32	G

Tauchtiefe (m)	Nullzeit (min)	Grundzeit (min)	Dekopausen 9	6	3	Wiederholungsgr.
33	11′	5				B
		10				C
		15			1	D
		20			4	E
		25		2	8	F
		30		4	14	F
		35	1	6	19	G
		40	2	9	25	G
		45	4	13	29	G

Tauchtiefe (m)	Nullzeit (min)	Grundzeit (min)	Dekopausen 9	6	3	Wiederholungsgr.
36	9′	5				B
		10			1	C
		15			3	D
		20		2	5	E
		25		4	11	F
		30	2	5	18	G
		35	3	9	24	G
		40	4	13	29	G

Tauchtiefe (m)	Nullzeit (min)	Grundzeit (min)	Dekopausen 12	9	6	3	Wiederholungsgr.
39	7′	5					C
		10				1	D
		15				5	E
		20			4	7	F
		25		2	5	15	G
		30		4	8	21	G
		35	2	4	12	28	G
		40	2	7	16	31	G

Tauchtiefe (m)	Nullzeit (min)	Grundzeit (min)	Dekopausen 12	9	6	3	Wiederholungsgr.
42	5′	5					C
		10				2	D
		15			2	4	E
		20		2	3	11	F
		25		4	6	17	G
		30	2	4	10	26	G
		35	3	6	15	30	G

Tauchtiefe (m)	Nullzeit (min)	Grundzeit (min)	Dekopausen 12	9	6	3	Wiederholungsgr.
45	5′	3					B
		6				1	D
		9				2	E
		12			1	4	E
		15			4	5	F
		18		2	4	10	F
		21		4	4	16	G
		24	2	3	7	20	G
		27	3	4	9	26	G
		30	4	5	13	29	G

Tauchtiefe (m)	Nullzeit (min)	Grundzeit (min)	Dekopausen 12	9	6	3	Wiederholungsgr.
48	4′	3					C
		6				1	D
		9				3	E
		12			2	4	E
		15		1	4	7	F
		18		3	4	13	F
		21	2	3	6	18	F
		24	3	4	9	24	G

Tauchtiefe (m)	Nullzeit (min)	Grundzeit (min)	Dekopausen 12	9	6	3	Wiederholungsgr.
51	4′	3					C
		6				1	D
		9				4	E
		12			4	4	F
		15		3	4	9	F
		18	1	4	5	16	F
		21	3	4	8	21	G

Tauchtiefe (m)	Nullzeit (min)	Grundzeit (min)	Dekopausen 15	12	9	6	3	Wiederholungsgr.
54	3′	6					1	D
		9				1	5	E
		12			1	4	6	F
		15		1	3	4	13	F
		18		3	3	7	18	F
		21	1	4	4	9	25	G

Tauchtiefe (m)	Nullzeit (min)	Grundzeit (min)	Dekopausen 15	12	9	6	3	Wiederholungsgr.
57	3′	6					2	D
		9				3	4	E
		12			2	4	8	F
		15		2	3	5	15	F
		18	1	3	4	8	21	G
		21	3	3	5	12	28	G

Tauchtiefe (m)	Nullzeit (min)	Grundzeit (min)	Dekopausen 15	12	9	6	3	Wiederholungsgr.
60	3′	6					4	D
		9			1	3	5	E
		12		1	3	4	10	F
		15		3	4	5	18	F
		18	2	3	5	9	25	G

Tauchtiefe (m)	Nullzeit (min)	Grundzeit (min)	Dekopausen 15	12	9	6	3	Wiederholungsgr.
63	2′	6				1	4	E
		9			1	4	6	F
		12		1	4	4	13	F
		15	1	3	4	7	20	G

Tabelle für Oberflächenpausen und Wiederholungstauchgänge

Wiederholungs-gruppe	Oberflachenpause (h min)						
G	0 25	0 45	1.00	1.15	1 40	2 10	12 00
F		0.20	0 30	0 45	1.15	1 30	8 00
E			0 10	0.15	0.25	0.45	4 00
D				0.10	0.15	0.30	3.00
C					0.10	0 25	3 00
B						0.20	2 00

Tiefe des Wiederholungstauchgangs (m)	Zeitzuschlag zur Grundzeit (min)					
9	305	211	116	75	56	25
12	111	81	57	33	24	19
15	88	61	42	28	19	16
18	69	44	34	25	17	14
21	54	37	28	23	15	12
24	44	30	24	20	13	11
27	37	26	21	18	12	10
30	31	22	19	16	10	9
33	27	20	17	14	9	8
36	24	18	15	13	8	7
39	21	16	14	11	8	7
42	19	15	12	10	7	6
45	18	14	11	9	6	6
48	16	13	11	8	6	6
51	15	12	10	7	5	5
54	14	11	9	7	5	5
57	13	10	9	6	5	5
60	12	10	8	6	4	4
63	12	10	8	6	4	4

Sauerstoff als Erste Hilfe

Sauerstoff ist bei der Behandlung vieler Tauchkrankheiten hilfreich. Sauerstoffatmung erhöht die Oxigenisation (Anreicherung mit O_2) aller sauerstoffarmen Körpergewebe. Er beschleunigt die Entsättigung von gelöstem Stickstoff und hilft, bereits gebildete Stickstoffbläschen wieder aufzulösen. Die Konzentration des eingeatmeten Sauerstoffs sollte möglichst nahe an 100% liegen, um maximalen Nutzen zu erzielen.
Auch ein bewußtloser Patient kann mit mehr als 90% Sauerstoff versorgt werden, wenn der Retter den Sauerstoff einatmet und ihn durch Mund-zu-Mund- oder Mund-zu-Nase-Atemspende an den Patienten weitergibt.
Alle Tauchboote sollten einen angemessenen Sauerstoffvorrat einschließlich Druckminderer und Atemgarnitur mitführen, und die Mannschaft sollte die Anwendung des Sauerstoffgerätes beherrschen.

Regeln für den Gebrauch von Sauerstoff:

Die Atmung von Sauerstoff ist eine Erste-Hilfe-Maßnahme und darf, unabhängig von ihrer Wirkung, niemals die Rekompression ersetzen, die in Fällen von Dekompressionskrankheit oder Arterieller Gasembolie notwendig ist.
Ein gewöhnlicher Lungenautomat, der zum Tauchen mit Preßluft verwendet wird, darf nicht mit reinem O_2 benutzt werden. Er enthält Schmierstoffe und Bauteile, die in O_2 brennen oder explodieren können.
Normgerechte Druckminderer für Druckluft (DIN 477) können deshalb nicht an die Abgangsgewinde von O_2-Flaschen angeschlossen werden.

Während Sauerstoff verabreicht wird, ist folgendes wichtig:

- Sicherstellen, daß die Umgebung gut belüftet ist und daß in der Nähe nichts brennt (einschließlich Zigaretten)
- Sicherstellen, daß der Patient jeweils 5 Min. Luft atmet, nachdem er 25 Min. Sauerstoff erhalten hat (*außer wenn während der Pausen mit Luftatmung sein Zustand sich verschlechtert*)
- Die Zeiten der Sauerstoff-Atmung sorgfältig notieren
- Genau aufschreiben, wie der Patient auf den Sauerstoff reagiert

Erste-Hilfe-Koffer für Taucher

Tauchgruppen sollten einen ausreichend ausgestatteten Erste-Hilfe-Koffer mitführen und sollten mit dem Inhalt vertraut sein, um den richtigen und schnellen Gebrauch sicherzustellen.

Wir schlagen folgende Ausstattung des Koffers vor:

- Sauerstoff - möglichst größere Flasche mit passender Beatmungsvorrichtung
- Flüssigkeiten - zum Trinken (z. B. isotonische Getränke wie „Isostar" in Metalldosen (Haltbarkeit!) und Wasser)
- Desinfektionsmittel - zur Desinfektion von Wunden (z. B. Mercurochrom)
- Antihistamin-Salbe - zur Linderung nach Gifteinwirkung, nach Stichen und Kontakt mit Nesseltieren (z. B. Systral, Soventol)
- Antibiotische Salbe zur äußeren Anwendung oder Jodlösung - für Schnitte/Abschürfungen, um Entzündungen zu verhindern oder zu behandeln
- Ohrentropfen - gegen Entzündungen des äußeren Gehörganges
- Analgetika (Schmerzmittel) - zur Schmerzbekämpfung
- Abschwellende Mittel - zur Erleichterung des Sekretabflusses bei verschwollenen Tuben, Nasennebenhöhlen etc.
- Sprühverband - (z. B. Nobecutan Spray)
- Mullbinden, Verbandspäckchen, elastische Binden - zur Wundversorgung
- Druckverbände/Kompressen - bei starken Blutungen
- Heftpflaster, Schnellpflaster
- Verbandsschere, die gleichzeitig als Kleiderschere geeignet ist
- Pinzette, scharfes Messer, Nadel, große Sicherheitsnadeln
- Notfall-Decke
- Absaug-Tubus (z. B. Dräger-Orotubus)
- 2 × 500 ml Plasmaexpander mit steril verpacktem Infusionsbesteck - zur Anwendung durch den Arzt
- Papier und Bleistift - zum Notieren von Einzelheiten über die Erste Hilfe
- Münzen in Landeswährung - zum Telefonieren

Frage Deinen Arzt nach den richtigen Medikamenten und Ratschlägen für die Anwendung.

Rettungseinrichtungen / -Organisationen

Tauchunfall-Notruf: s. auch S. 59

a) Bundesrepublik Deutschland: Tel.* ...

b) Schweiz: Tel. ...

c) Österreich: Tel. ...

Krankenwagen: ....

....

....

SAR-Leitstelle (Rettungshubschrauber): ....

....

....

DRF (Deutsche Rettungsflugwacht), Stuttgart: 0711-701070

Dekompressionskammer(n): ....

....

....

....

* Zum Eintragen der Nummern „Permanent" Overhead-Stift verwenden

Taucherärzte: ....

....

....

....

Krankenhäuser: ....

....

....

....

Polizei: ....

Tauchsportverband
(wegen Unfallbericht und Meldung an die Versicherung):

....

....

....

Unfall-Notizen

Diese Seite ist dazu vorgesehen, am Ort eines Tauchunfalls ausgefüllt zu werden.
Auf dem Plastik kann man mit den meisten Stiften schreiben.

Name des Tauchers:

Einzelheiten über den Tauchgang:

- Tiefe
- Grundzeit/Tauchzeit
- Dekostufen/-zeiten, die tatsächlich eingehalten wurden

  ....

  ....

  ....

- Wurde ein Dekompressiometer verwendet? Welches?
- Wurde ein Notaufstieg durchgeführt?
- Hatte der Taucher während des Tauchgangs Schwierigkeiten? Welche?

  ....

  ....

  ....

  ....

  ....

- Flaschendruck im Tauchgerät nach dem Tauchgang
- Tauchgänge während der letzten 48 Stunden

Beschreibung des Unfalls:

- Ort
- Hergang/Einzelheiten

....

....

....

....

....

....

Erste Hilfe, die gegeben wurde:

Notizen

Unfälle beim Tauchen - Tel.-Nummern in der Bundesrepublik Deutschland, in Österreich und in der Schweiz

Bundesrepublik Deutschland:

0431/5409 1718 oder **1719**	Schiffahrtmedizinisches Institut, Kiel (Diensthabenden Taucharzt verlangen)
oder:	
030/81004 463 oder **426**	Institut für Hyperbare Medizin und Tauchmedizin, FU Berlin (Prof. Dr. med. S. John verlangen)

Österreich:

0316/385 2205 oder **2795**	Krankenhaus Graz, Chirurgie-Ambulanz (Prof. Fries verlangen)

Schweiz:

01/474747	REGA Schweizerische Rettungsflugwacht, Einsatzleitung

Vorwahl-Tel.-Nummern aus dem Ausland nach der Bundesrepublik Deutschland, bitte umblättern.

Vorwahl-Tel.-Nummern aus dem Ausland nach der Bundesrepublik Deutschland

	Land	Vorwahl nach Deutschland (West)
(20)	Ägypten	0049
(32)	Belgien	00*49[1]
(45)	Dänemark	00949
(358)	Finnland	99049
(33)	Frankreich	19*49
(30)	Griechenland	0049
(44)	Großbritannien	01049
(353)	Irland	1649
(972)	Israel	0049
(39)	Italien	0049
(38)	Jugoslawien	9949
(31)	Niederlande	09*49
(47)	Norwegen	09549
(43)	Österreich	060
(351)	Portugal	0749
(46)	Schweden	00949*
(41)	Schweiz	0049[2]
(34)	Spanien	07*49
(90)	Türkei	09*49
(1)	USA	01149

* Wählton abwarten.
[1] Bei Tastentelefon entfällt Wählton.
[2] In Grenzgebieten andere Landesvorwahl.

Beispiel: Anruf beim Schiffahrtmedizinischen Institut/Kiel aus Griechenland:

0049-431-54091718

Landes-Vorwahl-Nummer für die Bundesrepublik Deutschland: -49- (s. oben)

Landes-Vorwahl-Nummer für Österreich: -43-

Landes-Vorwahl-Nummer für die Schweiz: -41-

Weitere Landes-Vorwahl-Nummern stehen in Klammern vor den Ländernamen.

Seitenlagerung links mit tiefer gelagertem Kopf nach einem Tauchunfall, für Patienten mit Atemproblemen

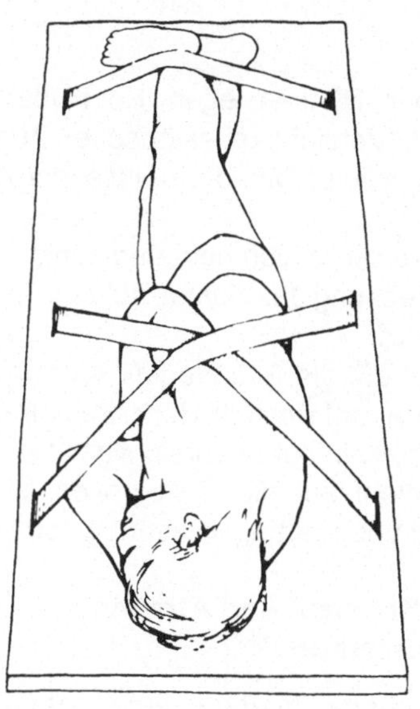

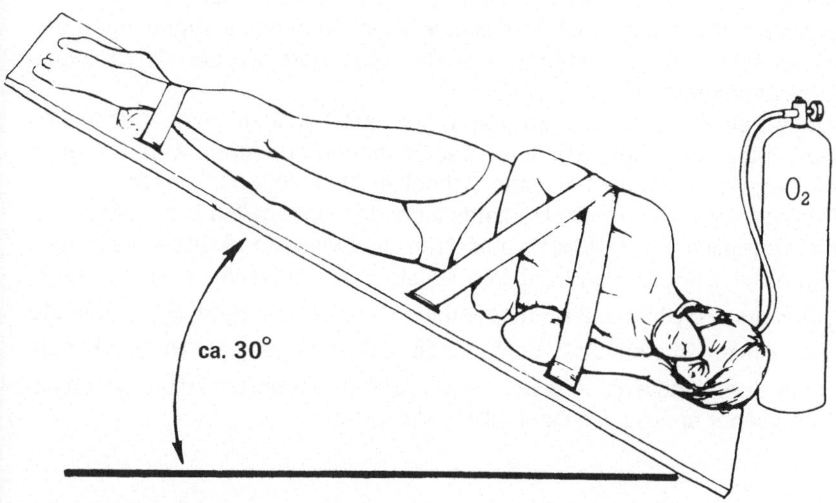

Muß flach sein für Herzmassage oder wenn Patient schlecht atmen kann

Tempo und Frequenz bei Atemspende und Wiederbelebung von Kreislauf und Atmung (Kardiopulmonale Reanimation)

Atemspende:

(1) Patient flach auf den Rücken legen, Kopf überstrecken, prüfen, ob Atemwege frei sind. (Vorsicht, reflektorisches Zubeißen möglich!)
Atemspende vorzugsweise Mund-zu-Nase, sonst Mund-zu-Mund
12-15× pro Minute
Kontrollieren, ob Brustkorb sich hebt und senkt.

(2) Auf richtige Überstreckung des Kopfes achten, da sonst evtl. Luft in den Magen geblasen wird.

(3) Bei Würgen Patient auf die Seite legen, Atemwege frei machen, auf Rücken zurücklegen, auf richtige Überstreckung des Kopfes achten und weiter beatmen, dabei aber vorsichtiger die Luft einblasen.

(4) Bei Erbrechen Patient auf die Seite rollen, sicherstellen, daß die Atemwege frei sind und prüfen, ob Atmung vorhanden.

Wiederbelebung von Kreislauf und Atmung (Kardiopulmonale Reanimation):

Patient flach auf harte, ebene Unterlage legen. Atmung, Pupillenreflex an beiden Augen, Puls an der Halsschlagader (Karotispuls) prüfen. Falls schnell möglich (Zeit!), Ohr auf Brustkorb in Höhe der 5. Rippe legen und Herzschlag prüfen. (Achtung, Herzmassage darf nur bei Herzstillstand angewandt werden!)
Wenn keine Lebenszeichen vorhanden, abwechselnd Atemspende und Herzmassage geben, wobei mit der Beatmung begonnen wird. Die erste Atemspende soll aus 3-5 tiefen, schnellen Atemstößen bestehen.
Position der Hand bei der Herzmassage: den Handballen auf die Mitte der unteren Hälfte des Brustbeins aufsetzen, die zweite Hand auf die erste Hand legen. Arme gerade durchdrücken. Brustbein ruckartig ca. 4 cm eindrücken.

Ein-Helfer-Rhythmus: 2 Atemspenden / 15 Herzmassagen, 5× pro Minute

Zwei-Helfer-Rhythmus: 1 Atemspende / 5 Herzmassagen, 15×pro Minute

Nach einer Minute die Wiederbelebung unterbrechen, um zu prüfen, ob der Puls wieder spürbar ist. Dann alle 2 Min. prüfen.

Bewußtloser Patient

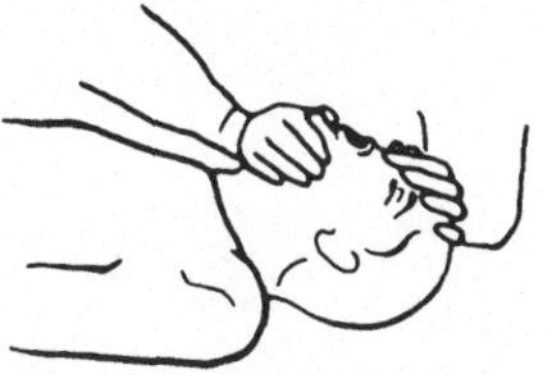

Atemwege öffnen, entleeren und säubern

Atmung vorhanden
Puls vorhanden

Stabile Seitenlage

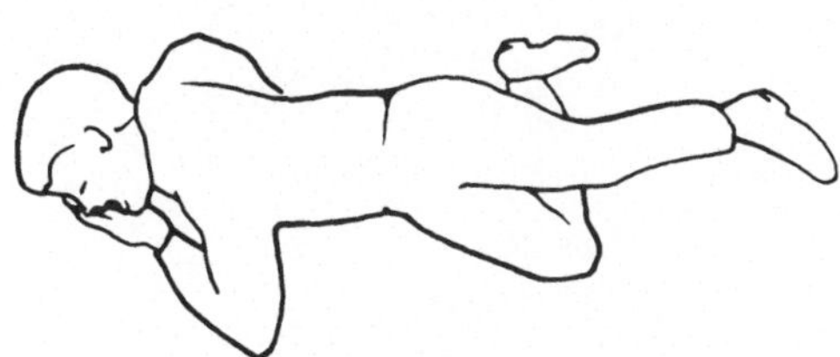

Seitenlagerung links mit tiefer gelagertem Kopf, wenn arterielle Gasembolie oder Barotrauma der Lunge vermutet wird. Sauerstoff geben. Atemwege, Atmung und Puls ständig prüfen. Schockbehandlung. Ärztliche Hilfe holen

---

Keine Atmung

5 kräftige Atemspenden

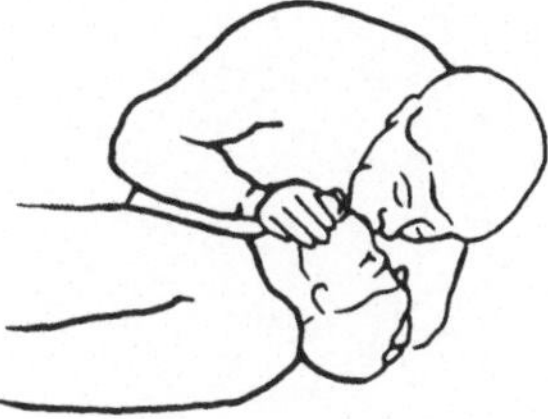

Karotis-Puls prüfen

Keine Atmung
Puls vorhanden

Atemspende **

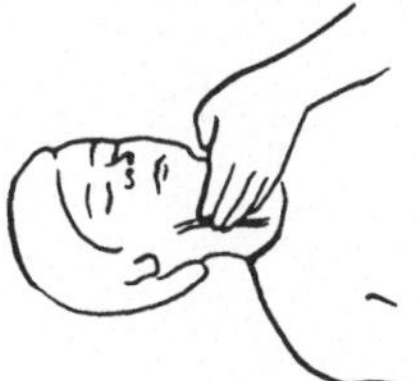

Puls an der Halsschlagader regelmäßig prüfen

Keine Atmung
Kein Puls

Wiederbelebung von Kreislauf und Atmung **

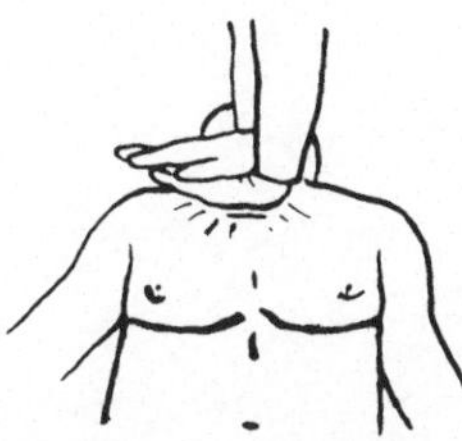

Regelmäßig prüfen, ob Puls an der Halsschlagader auch ohne Herzmassage fühlbar ist

---